侍诊国医大师

柴嵩岩临床实录

柴嵩岩　审

黄玉华　编著

人民卫生出版社
·北京·

图书在版编目（CIP）数据

侍诊国医大师柴嵩岩临床实录 / 黄玉华编著 . —北京：人民卫生出版社，2020.12
　ISBN 978-7-117-31064-2

Ⅰ. ①侍…　Ⅱ. ①黄…　Ⅲ. ①中医临床 – 经验 – 中国 – 现代　Ⅳ. ①R249.7

中国版本图书馆 CIP 数据核字（2020）第 264769 号

人卫智网	www.ipmph.com	医学教育、学术、考试、健康，购书智慧智能综合服务平台
人卫官网	www.pmph.com	人卫官方资讯发布平台

侍诊国医大师柴嵩岩临床实录
Shizhen Guoyi Dashi Chai Songyan Linchuang Shilu

编　　著：黄玉华
出版发行：人民卫生出版社（中继线 010-59780011）
地　　址：北京市朝阳区潘家园南里 19 号
邮　　编：100021
E - mail：pmph @ pmph.com
购书热线：010-59787592　010-59787584　010-65264830
印　　刷：保定市中画美凯印刷有限公司
经　　销：新华书店
开　　本：710×1000　1/16　印张：11　插页：4
字　　数：169 千字
版　　次：2020 年 12 月第 1 版
印　　次：2020 年 12 月第 1 次印刷
标准书号：ISBN 978-7-117-31064-2
定　　价：56.00 元

打击盗版举报电话：010-59787491　E-mail：WQ @ pmph.com
质量问题联系电话：010-59787234　E-mail：zhiliang @ pmph.com

柴嵩岩简介

柴嵩岩，又名柴松岩，中医妇科专家，主任医师，教授，博士研究生导师。宋庆龄樟树奖获得者，国医大师。曾任全国老中医药专家学术经验继承工作指导老师、原卫生部药品审评委员会委员，享受国务院政府特殊津贴。

柴老于1929年10月生于辽宁省辽阳市，1948年拜伤寒大家陈慎吾为师，开始学习中医，1950年12月考取中医师资格。1952年考取北京大学医学院医疗系，进入国家培养的唯一一届"中学西"班，接受了五年西医学教育，1957年毕业后入职北京中医医院至今。

柴老在多年临床实践的基础上创建了柴氏中医妇科学术思想及临床经验体系，以"养护阴血""肾之四最""二阳致病""妇人三论"的理论学说和"顺应周期""运用五行""注重气化"之论治法则为代表，以舌诊、脉诊、基础体温的认证技巧及妇科辨病用药经验为特色。学术体系结构完整、逻辑清晰，团队建设传承有序、人才辈出。在中医妇科的理论阐释、辨证治疗方面独树一帜，同时亦在现代妇科疑难病症如卵巢早衰、多囊卵巢综合征、子宫内膜异位症等疾病的治疗方面取得积极进展，尤其在运用中医治疗不孕症方面疗效卓著，民间素有"子孙奶奶"之赞誉，于耄耋之年仍坚守临床不辍，是发展中医药事业的潜心践行者。

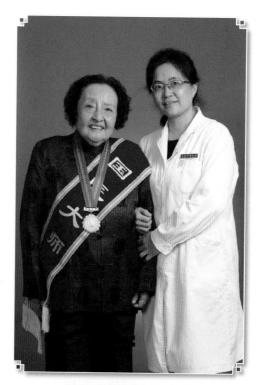

笔者与柴嵩岩教授合影

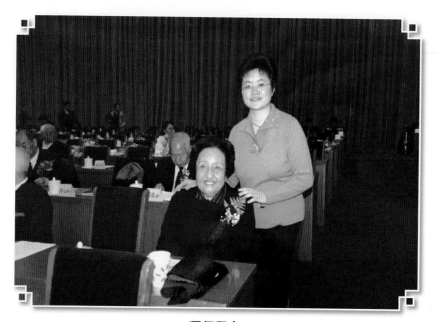

拜师留念

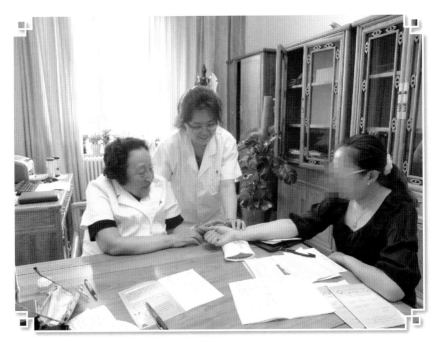

传道授业

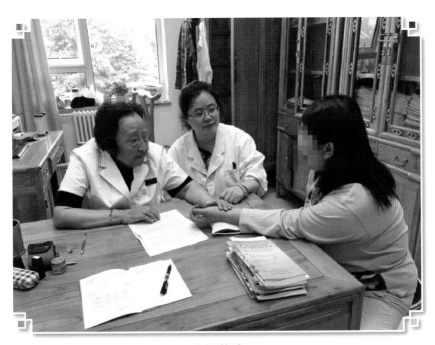

临证侍诊

柴 序

十余年寒暑师生共相教与学,能够记录实况并以书之形式面向业界,可见其用心及勤奋之至,甚使我感动!因为历史就是由这个"点"集合而成。人类的生存过程,也是这一个个的"点"形成了"传承"这个无限传递而得以充实和进步!

中医药学在数千年间依附我国深远的文化,在不断认识和发现规律的反复积累和重复验证的过程中形成中国特有的医学体系。我们的知识,也同样在有关中医妇科专业典籍的学习中和临床实践中不断积累,如此本。

我们师生结缘已近20年许。黄玉华教授具有中医院校系统的医学基础,经过临床实践,今日看到本书付梓,正是其热爱中医妇科临床工作的体现,也透显出对学业的努力,实为可嘉!其书中所列目录,比较全面,实用性强,还加入了我们门诊时的"零言碎语",如生活、饮食等多方临床中注意的宜忌,如融入治疗之中的我对妇女锻炼的思考和阴血暗耗规律等个人见解,已见其细致认真的辨证思维。

再度认识传承的内涵,其意义深远。"传"是记载历史故事,"承"则是接受、继续。当然,应加入历史的进展又岂能不加入创新?一切事物均是随着历史而成长和进步,尤其医学是在不断的认识和调整的过程中得以发展,从理论到实践。从妇科学的角度来理解,尚有未知的疾病出现和目前存在的疑难病等等,这些都是对我们妇科从业者们提出的挑战,要求我们要更加认真地钻研和努力。传承是必要的,有此模式的体会,当然更要充实自我的学术能力进行创新,以便进一步发扬中医妇科学的学术,永远依附我国伟大的文化之途。

北京中医医院 柴嵩岩
2020 年 12 月 28 日

刘 序

　　名老中医是代表着当前中医学术和临床发展的最高水平，是当代中医药学术发展的杰出代表。柴嵩岩教授为第三届国医大师，宋庆龄樟树奖获得者，第二届首都国医名师，第二、三、四批全国老中医药专家学术经验继承工作指导教师，其创建"柴嵩岩中医妇科学术体系"：以"柴嵩岩月经生理理论""肾之四最""二阳致病""妇人三论"理论学说为理论核心；以顺应周期规律、顾护阴血津液、用药以柔克刚、调整气化功能、补肺启肾为辨证思辨特点；临证注重舌诊、脉诊，是当代中医妇科学奠基者之一。

　　名老中医的学术思想和临证经验是中医药学术特点、理论特质的集中体现。整理、总结、继承名老中医学术思想和临证经验，是培养优秀中医临床人才优先路径。"名师出高徒"，在柴老精心指导下，其学术继承人黄玉华主任务实临床、勤于思考、努力进取，不断整理总结老师临证经验与学术思想，集而成册。《侍诊国医大师柴嵩岩临床实录》一书，源于黄玉华主任 10 余年侍诊记录，以实录的方式再现了柴老风趣幽默的语言、深入浅出的讲解，其内容从临证思想到处方用药，从经典论述到现代研究，从为人处世到为医治学，较为真实地体现了柴老的学术思想和临证经验，也体现了柴老的妇科诊疗水平，更能从中体会到柴老对弟子们毫无保留地传授以及对弟子们的期望。

　　《侍诊国医大师柴嵩岩临床实录》一书的出版，是学术继承人整理总结柴老学术经验的结晶，更是"读经典、跟名师、做临床"的有力践行！相信本书对广大中医临床医师及中医爱好者有较强实用参考价值。

刘米家
2020 冬

前　言

2008年10月，我有幸作为第四批全国老中医药专家学术经验继承工作继承人拜国医大师、著名中医妇科专家柴嵩岩教授为师，侍诊至今已有十余年了。

跟师临诊，柴老倾囊相授，从患者的望、闻、问、切的特点到辨证要点、立法依据、用药和配伍；从某个具体的患者到一类疾病的归纳；从某味药的应用特点体会到某一类药的区别使用……用柴老自己的话来说，就是把她自己几年，甚至几十年的经验用几分钟教给学生，那么学生就可以少走弯路，可以用省下来的时间帮助更多的患者。作为学生，在跟师过程中通过记录、整理、思考和临床实践、体会的交替，业务水平和能力得到明显的提升。

跟师初期，学习笔记只有纸质记录这种方式，随诊记录老师的经验常常有忽略或未领会的细节，且每个人的记忆点也有差别。近年来，随着录音笔和照相机的普及与应用，正好弥补了这个遗憾。每每回放跟师学习时老师的讲话录音，都有新的体会。2011年底，笔者就开始有了将跟师学习时记录的内容以实录的方式尽量原汁原味地把柴老的学术思想和临床经验进行整理的想法。由于临床工作繁忙，录音的整理断断续续、缓慢地进行着。其中有些录音因未能及时进行整理与归类，其内容的背景或缘由，时间久了便回忆不起来了，加上相机储存卡和电脑硬盘的多次损坏，导致好多文件资料的丢失，造成许多无法弥补的遗憾。

整理录音的初衷，是想把跟师期间老师的零言碎语记录下来。后来由于机缘巧合，2017年有了集结成书的机会，于是将录音进行了较为系统的整理，并按以下几个部分进行了归类：

第一章是关于柴老对自己学术思想以及一些临证观点的表述。学术思想部分，包括柴老对月经生理的理解，从肾之"三最"到"四最"的发展，以及"妇人三论"的内涵等。临证观点则包括柴老临证时对疾病、脉象,乃至生活方式的一些规律性的认识。

第二章介绍了柴老在妇科用药方面的特点和经验。关于用药,柴老经常强调这是自己在妇科专科用药的经验和体会,是个人的经验,并不否认其他同行不同的用药理念。这部分内容分为三节:第一节介绍柴老对妇科用药规律性的相关论述;第二节介绍柴老治疗妇科部分常见疾病的用药特点;第三节是关于柴老对具体药物临床使用特点的讲析。而柴老对于药物的讲解,常常是结合着不同的病证或者是不同的用药组合,所以同一味药有不同的侧重,也不可避免地会有部分重复的知识点。

第三章是关于跟诊时柴老和学生们就一些事情的讨论,有关学习方法,有关为人,有关为医,因感慨颇深,常念常新,虽内容不多,也单列一章。

第四章选取了跟诊时记录的 25 个临床资料相对完整的医案,每个医案的诊治特色各不相同,比如有的医案体现了柴老在诊治患者过程中对舌诊、闻诊或脉诊的应用,有的医案体现了柴老对处方用药的解析,有的医案则通过柴老和患者的对话能让我们深深感受到柴老对患者的那份大爱之心。

柴老多次在全国学术会议上都表达过这样的心愿,就是要把自己多年的经验毫无保留地传播出去,能更好地帮助更多的患者。柴老是这么做的,也是这样要求自己的学生们的。

整理这些珍贵的资料历时数年,过程虽然辛苦但笔者却非常享受。书完工之时,老师也已年过九旬,依然还在学习新的知识,关注学科新的进展。老师的言传身教,让作为学生的我更不敢懈怠!

衷心祝福敬爱的老师健康长寿!

一并感谢协助整理资料的我的学生们——黄正慧、田锦云、刘畅、姜文娜、江玉敏和孙艺玲!

不妥之处,望各位同仁指正!

黄玉华

2020 年 9 月 8 日晚

目 录

第一章 学术思想与临证论点

第二章 妇 科 用 药

第三章　诊余杂谈

第四章　医案实录

第一章　学术思想与临证论点

　　柴老在六十多年的临床实践中,逐渐形成了以养护阴血为本,以"肾之四最""二阳致病""妇人三论"为代表的学术思想。柴老在不同的学术交流会议上做过相关主题的讲解。然而,作为柴老的弟子,我们对柴老学术思想的理解因结合了各自的体会以及所研究的不同专题,而侧重点各有不同。以下内容是选择柴老相对完整的讲课录音整理出来的,希望能尽量原汁原味地呈现柴老讲授的内容。

　　除此之外,还有柴老临证时经常提到的一些观点,一并列于本章。

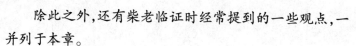

月经的生理

讲妇科,讲专业,离不开女人的经血问题。《景岳全书》里关于"月经不调"的部分,有几句话,最少也有30多年了,对我的启示很大,那就是"经本阴血,何脏无之"(注:出自《景岳全书·妇人规》之"经脉之本")。

怎么理解这段经文? 我想说说我自己的体会。"经",指的不是经络,而是经血,即月经。月经从形、色、质上,它也是血。反过来理解是:每一个有生命的人体,每一个脏腑,它就有血的这种生理现象。"何脏无之",哪个脏腑都有血,为什么人在出生以后没有月经的出现呢? 这一点给我们认识女子的生理发育有一个重要的提示就是:女性的发育有一定的生理规律。

我们怎么来引申和理解它? 我们说人的生命禀受于父母的精血,在成形之前已经有了生命。这个精血是父母之精,它在母体里不断成长、发育直到出生以后。出生后,人的心、肝、脾、肺、肾都在发挥它们各自的生理功能,但那时并没有月经的出现。《女科辑要》里面提到,小孩也有喜、怒、忧、思、悲、恐、惊,在不断的成长过程中,小孩的思维和生活的要求越来越多,但是唯独没有欲念,没有性欲的一些表现,没有这些思维,为什么?

这就是我们要谈的这几个条件。从现代医学来看,女孩在八九岁之前,雌二醇为零,那么也就是说女子在这个发育阶段的时候,她的性征的发育还是处于隐在的、逐渐形成的过程,并不是生下来就与其他脏腑同时发生它的生理作用。这一点告诉我们,要特别地注意并认识到女子月经的产生,需要具备的一些基本条件。

《内经》(《黄帝内经》简称《内经》)里面说:"七岁,肾气盛,齿更发长",这个我不做更多的解释,意思就是到这个岁数,女子逐渐地开始发育了,并从她的整个形体上表现出来了。"二七而天癸至,任脉通,太冲脉盛,月事以时下","以时下"这里我要做一下解释,不是老生常谈。对于"以时下",我的理解是:月经,是血海满溢以后,才能"下";"以时",意思是按时来潮。按时来潮意味什么? 就是要有规律地、能持续地补充给血海。这一点是我们临床要重视的问题。血海有继才能"以时下"。因为人是一个整体,五脏六腑和十二经脉之血都供给冲脉,满溢泄下以后,它再继续供给,到一个月又"以时下"了,这个观点我们一定要认识,这就是整体观点。反过来说,就是不论她得了什么疾病，都会引起月经的失调，影响血海的"有继"。就像《内经》里面提到"五脏六腑皆令人咳"一样，我认为"五脏六腑皆可令人发生月经病"。那么有了月经病，生育就要出现问题。因为血海不足，而冲脉是起于胞宫的，我们应该把它们有机地联系起来。

"冲脉盛"是"月事以时下"的物质基础。只有冲脉盛，月事才能以时下。冲脉就是五脏六腑将有余之血注入的地方，所以又说"冲为血海"，它满了之后才能够溢，才有月经不断地来潮，这是一个正常的月经生理。

冲脉，从我们中医妇科学的角度认为是阴液的储备之所，是属于静止状态的。像这个杯子，满了之后倒出来，才可以继续再倒水进去。但是如果没有一定的动力，这个水是不会倒出去的。所以这个动力，就是我要提到的肾气的问题。

"二七而天癸至"，天癸我认为它是一种物质，是促进性征发育的物质，就是现在我们说的一些激素类的物质。从临床上看，也可以这样对照着来理解它。天癸至，肾气盛，而肾气的性质是属于阳，阳气动了，血海充足了，这样月经才能以时下。

从"肾之三最"到"肾之四最"

"肾之三最"，是我从古籍里面归纳出来的，结合了自己的体会，不是我发明的。"肾之三最"是从年龄段上对女人的生理特点做了一个归类。

第一，"肾生最早"。在禀受父母之精的一刹那就决定了人的性别，决定性别的物质就是我们这里所说的肾气。肾属水，主智慧，主伎巧，主骨，主脑，主很多（方面），而真正主性征的肾气是需要一定时间发育而成的，也就是《内经》所说的七岁以后逐渐发育产生的。我谈的"肾之三最"，主要指的是主管性征的肾之"三最"特点。

人在不同年龄段，从生理规律上看是有区别的。之所以说"肾生最早"，是因为在人的形体形成之前，肾精就决定了其性别，但在出生以后才逐渐发育成熟。没有天癸的作用是不会有性征表现的，所以肾气到一定年龄段才会产生天癸，而这个天癸会促进性征的活动。

在这里面我要谈一下关于小儿性早熟的问题。由于现在小儿饮食结构的变化，以及家长给孩子所做的不正常的进补，促进了孩子主管性征的肾气过早成熟,导致六七岁的女孩子,她的雌二醇水平就到了 30(pg/ml)、50(pg/ml),甚至于到了 80(pg/ml),骨骼不再增长,身高最多长到一米四、一米五,家长也非常着急。我们怎么防治?要注意饮食,有些饮食要禁忌,比如鹌鹑,除了鹌鹑本身,还有鹌鹑蛋,以及鸽子、小虾米皮、羊肉,还有现在卖的这些所谓的垃圾食品,具体名称咱们不提。经常进食这类食品的孩子,有的六七岁,甚至五六岁乳房就发育了,出现第二性征。来我门诊就诊的小患者有出现阴毛的,有的性格、动作都有所改变。我给大家介绍一个方子:

如果孩子在八九岁以前出现了乳房长大,我喜欢用寒水石 10g、泽泻 5g 来泻肾火,白芍 5g、旱莲草 6g 敛阴,莲子心 2g。方子的重点是寒水石,味咸可以走下入肾。如果有阴道出血,假如有出血怎么办?不要用三七、仙鹤草这一类的,要用大蓟或小蓟这种既没有敛性也没有补性、单纯止血的药物,侧柏炭、黄芩炭都可以用来止血。这样对孩子才会好。

还要强调一个医生要注意的事项,那就是要注意年龄段用药。如果这个孩子还没有到接近于"天癸至"的年龄,寒水石的量可以大一点,用的时间可以长一点;如果孩子已经 11 岁了,应该有月经了或者月经量多,那么寒水石的量要小,或不用,或使用的时间短,血净就止。为什么?因为她在发育,血海也是相对活跃的,才能够有月经的以时下。如果过用寒凉,本来活跃的血海就会被寒凉的药遏制,反而会影响她的继续发育,所以一定要掌握好,10 岁以上就要慎重用这类药。

这是我讲的"肾生最早"——她的性别决定得早。但是人出生以后,却"肾足最迟"。

"肾足最迟"是第二个肾的特点。肾气充足,性征才能够有正常的发育。所谓"肾足最迟",是指肾主管性征的功能与心、肝、脾、肺四脏以及肾的其他功能(比如肾主水等)比较而言。人生下来就能吃、能哭、能叫,但在性征的发育和活动方面,所谓的充足是来得比较晚的。我们说二七天癸至,但不等于天癸足,也不等于性征的发育就足了,如《内经》所言,到三七才"肾气平均",四七才"身体盛壮",这一点我们一定要注意。

所以在青少年时期用药要很慎重,也不要过寒。"肾足最迟",应该是从性生理来考虑,同时我们要重视女人到五七就出现"阳明脉衰,面始焦,发始堕"这一特点。五七三十五岁左右,这个年龄虽然也是中壮年,但她的性征生理已经开始走下坡路了。现代医学也认为,三十五岁以后妇女的生育能力就逐渐减弱,这与古人的认识是吻合的。我们可以把它们相互对照来理解。这个生理特点提醒我们在临床要注意:三十岁左右的妇女,苦寒的药或兴阳的药要慎用,不要去鼓动她、兴动她。我常说女人就是一碗水,水就是这么多。用专业的话说,就是她的阴液就是这么多,卵巢里的卵泡生下来就是那么多,它绝不会再生。如果我们医生用大量的药物,或者是某些食品、营养品去满足患者眼前的一些要求(编者注:比如闭经患者迫切希望月经来潮,为满足患者的愿望,一味地用活血药),反而会加速她的衰竭,类似于《伤寒论》里提到的"促命期"。

所以,我们要注意保护妇女。中年这个阶段用药,我主要是以滋肾和养血为主。因为"阴常不足"是女人的生理特点,谁也抗拒不了。这个"阴常不足"常常是由于思虑过度、大汗、失血,甚至于生育、房事等过度,导致阴液损伤所致。这个时候要注意保护,当然也要对证,用药的时候不要过分地去对照它。比如生脉散——人参、麦冬、五味子,五味子是敛阴的,现代研究发现它有增加子宫收缩的作用,所以对于妊娠期或者月经后错的患者我们不用,为什么不用? 五味子的酸敛会影响月经的正常来潮或者是增加子宫收缩。

但是在遇到小儿性早熟,或者遇到一些由于过劳或者是不当的治疗引起的烦躁或者是性行为不正常的情况时,可以用乌梅30g加冰糖,每天喝。

我想到酸梅汤了。我这人讲课老跑题,补充几句,酸梅汤孕妇绝对不能喝,因为有山楂,酸和消导同时用要慎重。小儿无所谓,如果出血过多,或者是闭经的患者,你用酸敛,对患者也是不利的。

下面我讲肾的第三最——"肾衰最早"。

这个肾,跟前面一样,指的是肾气所主管的性征方面的能力。这个能力与心、肝、脾、肺四脏及肾的其他的功能相比较,它衰退得过早,是其中最早的了。我们看80岁、90岁,甚至100岁的人,她可以说话,也可以讲课,也可以去做一些活动,她生命照常存在,唯独没有孕育功能,为什么? 因为她"天癸竭,地道不通,故形坏而无子也",这个"形坏"我们要理解它是一种衰老,并不是身体的损伤,而是她身体出现了一些老态,比如她体型变化、肌肉松弛、语言沙哑、动作迟缓等等,这都是一些衰老的状态。为什么会出现衰老的状态? 肾气不行了。

所以我总跟我的学生讲,现在的女人,说句实在话,活得很累,她要负担家庭,也要学习,还要有工作,还要有生理上经、带、胎、产的损耗。所以这第三最,我觉得是提醒我们医生应该想怎样去保护她,要调整她的身体、生理,不要过分地、大量地用补药。有人讲延长青春八年不是梦,如果你不对证,就是梦。如果你要去保护它,就不去用温燥药,不去用兴阳的药,一定要按照中医的法来治病。现在有好多所谓延长青春的药物,使用时要非常慎重,尤其鹿身上的药。

最近几年,我发现现在妇女的生理状况单纯地用"肾之三最"来解释已经不够了,因为我们有不少女性到了 55 岁或 57 岁,甚至 58 岁还有月经,有的还比较规律,不是七七"天癸竭,地道不通,故形坏而无子也"。这个"三最"不够用,应该考虑"肾之四最"的问题。第四最是什么呢? 最需要保护。肾的第四最我称之为"肾最需护",即肾最需要保护。这个年龄段的女性不是不追求美,形体的美也追求,当然心灵美是另外一回事了。追求的过程,假如我们停留在七七四十九这个阶段是不够了,追求的时候应该保护,"护"的是什么? 怎么护? 其实保护的是她的肾气,保护她的肾阴。

这个阶段阴常不足的特点更为明显,用药也更要注意。比如下焦有虚火,可以用白芍、熟地、女贞子来清下焦的虚火,但是千万不要用川柏。川柏是苦寒而燥,这个对女人的伤害比较大,除非特别急,因为寒则敛,万一要用,量也不要用得太多,3~5g 即可。我主张用地骨皮,这几十年来我一直用地骨皮去下焦火,因为地骨皮专走下焦,但是量也不要太多了,量多了药的味道特别不好,患者觉得难喝,一般 10g 就足够了。老年人、年龄大的人,清下焦火用地骨皮 10g,甚至于慢性盆腔炎也可以用地骨皮清下焦火,而不要用苦寒的药。到了炎症的慢性阶段,病灶局部都粘连了,结聚了,用苦寒的药也没用了。

二 阳 致 病

"二阳之病发心脾"(编者注:出自《素问·阴阳别论》),意思是二阳发生的病是由于心脾的病引起的,可是这几十年我自己的体会是:二阳之病,倒过来会引发心脾的病,然后出现闭经。这一点是很重要的,这是一种新的体会。

　　"二阳之病发心脾,有不得隐曲","二阳"指的是胃与大肠。胃为仓廪之官,受纳水谷;大肠为传导之官,传导糟粕。如果长期的便秘,或者是由于多食膏粱厚味、生活不规律导致的便秘——膏粱厚味就是我们讲的高蛋白、高热量的东西——这些不能够正常传导出去,那么大肠里就会产生积热,这种热就叫浊热,浊,污浊的浊,脏的东西。这种热是一种浊热。这种浊热传导不了,它就会加重胃肠浊热的瘀积。当这种浊热的瘀积超过了一定的"阈",胃与大肠的浊热就可以溢入到血分。这个"阈",当然没有人说过大肠和胃的浊热的阈是多少,我们也可以理解为一定程度的意思。因为每个脏腑都应该有它自己的"阈",不超过这个阈值,脏腑就不会显示出疾病状态。

　　浊热溢入到血分后,就会耗伤阴血,阴血损耗了不能去养心,导致心气、心血的不足,心血不足反过来导致心火不能生脾土,脾土就失掉了运化功能,不能运化,这个二阳之病就更加重了。更加重的结果是浊热就更多地溢入到血分。这种情况在闭经里面是很多的。

　　所以,看病的时候一定要问患者的大便怎么样,这种便秘的患者,她的脉是一个细滑弱的脉,舌苔中间有点白苔,偏干,你在临床看到这两个现象的时候,绝大部分患者是有便秘现象的。"望而知之谓之神",咱们不是神,但是呢,我们应该多总结,在多数个案的规律中,寻找科学规律,这样才是自己的经验。

　　所以呢,胃与大肠的疾病,会导致心血和脾阴的不足,而心血和脾阴的不足又会加重二阳传导的不利。在这种情况下,"不得隐曲"。"隐"字,我找了好几本字典,但是跟我们的临床结合起来,可以理解为"隐藏在心里面的、不能够告诉别人的"。"曲"是什么呢?指一个小的故事,一个小的内容,不是疼,不是乐,不是一两句话就能够解决的一个小的故事,这个故事是什么?是不能告诉别人的,一种隐藏在内心的故事。"不得隐曲,女子不月",女子可以出现月经不来。古人用纸、用竹简来书写,是非常珍惜的,字数也非常精炼,谁都有二阳,为什么要加"女子不月"?在中医大字典里面,关于"不得隐曲,女子不月"的解释,后面就写着"男子则宗筋不举",即如果是男性的话,他也可以出现阳痿证。

　　所以我常看见有些人,给男性性功能衰弱的人,用大量的二仙汤、鹿角、麻雀这类的东西,我觉得乱用的结果会加速人家的身体损伤。我们不管人家(编者注:"人家"指男性患者),就管咱们自己。男子可以出现这个,女子呢? 治疗的时候怎么办? 一方面活血通便,一方面疏肝养血,不破血。这种血不会很快恢复的,因为血海耗尽,血海不得满,不满则不能溢,就不能"以时下"。这种患者的脉象多见沉细滑数,舌质是淡红,或者是红,苔是白干的,不会是滑苔。二阳的病,导致阴血的暗耗,日久消耗到不能够恢复的时候,就会出现功能衰退,这种情况临床多见于卵巢早衰的患者,也是卵巢早衰最根本的原因。

妇 人 三 论

三论,是我临床上的一些观点,一直这么用,之前没有特别地去归纳,后来学生把这些论点概括整理成"妇人三论",在不孕不育问题中经常涉及。"三论"的概念会指导我们做临床的人不冒进。

三论的第一论是水库论。

水库论,你说"河沟论""河流论"也可以。水库,它总是有水的。假如说我们要想养鱼,这个水一定要到一定的程度才能够养活这个鱼。我觉得女人以阴血为主,血海里面有血,血海里的阴血具备一定的储存时,才能逐渐地培育这个胎元并使其长大起来。

对于这个水库论的理解,就像是在养小鱼。如果和临床对应的话,我觉得可以很好地解释习惯性流产或者是中期流产的情况。为什么会出现这些情况? 就像是水库的水不够了,但这个鱼还在继续地长,最后养不过来了。咱们从水深的角度来解释和考虑。所以在对待有习惯性流产史、早产史或者引产史的这一类患者时,我们要注意哪点呢? 我们要补阴血、补肾阴,养血补肾阴,目的是让水库的水长到一定程度,使小鱼在长成大鱼的时候也能够活下来,这是我的一个观点。在这个时候,我不太喜欢用熟地,因为我觉得熟地比较腻,比较滋腻,而这种病不是三天、五天就能治好的,所以我是喜欢用女贞子、旱莲草、北沙参。我是非常喜欢用沙参的,北沙参、南沙参都可以。我用它来补肺气、启肾水,通过补肺气来启动肾气的功能,就是金水相生的意思。这一点是我自己这些年来的体会。有的时候我并不去用当归,也不一定去用桂圆肉,但是补肺气还是很需要的,肺肾的关系要很好地注意。

第二是土地论。

土地论的概念我用的时间更长。咱们不讲天人合一，也不讲男女的天地之别等，不提这些，就说种地。土地非常松软才适合种庄稼。所以我总跟患者说：比如我是农民，我帮你来耪个地，你这个土地好，我耪得快一点，让它变得松软一点，就容易种。如果你这个土地不好，又有沙子又比较板结，那么我耪起来就非常费劲。这个土地论我这么说虽然是太生活化了，可是实际上就是这么一个道理。

就我个人来说，我不否定其他的各个学科（编者注：此处老师指的主要是西医妇科学的一些治疗手段）。但我觉得如果过分地用一些促排卵药物的话，它会增加土地的板结，你再耪地的时候就更困难了。我讲个具体的例子。我有个患者，家庭条件非常好，每次都到国外去做试管婴儿，每次用大量的促排卵药，她在做完第八次或第九次试管婴儿的时候，找我来了。我说你把这个土地搞得疙疙瘩瘩了，这时候找我也难呐。我的意思就是说，她那个土地已经板结了，内膜很薄了。每一次做试管婴儿，对她来说，都是一种打击，一种损伤性的刺激。成功了，固然非常好；不成功的话，等我们再去治疗的时候就比较费劲了。对于这类做过多次试管婴儿、大量用一些促排卵药物的患者，我就特别喜欢用北沙参，我用北沙参补她的金水从而生她的肾气。我讲这个例子就是考虑到我说的这个意思。

这土地必须要耪，但不要急于让她去受孕，你也不要急于去用活血药。对于这种已经是硬结的土地，种地，很难。这样的子宫和内膜条件，你想让她怀孕，也很难。

第三是种子论。

种子论说得通俗一点，种子实际就是卵子，你完全对号入座也不太现实，但是我们要理解它。关于种子论，我总觉得不管是任何植物的种子，种子不饱满就出不了芽。我常常用向日葵做比喻。这向日葵子瞧着很大，但是它是空的，或是打开以后里面的瓤特别不饱满，是瘪瓜子，你种起来就不出芽。人也是这样，人与自然是一致的，人虽然是一个高级的动物，但是有好多方面是没有脱离自然现象，道理是一样的。

种子论，我们指的是女性，女性当然就是卵的问题。卵，当然要成熟了才有受孕能力。判断卵的情况，我不主张患者去监测排卵，我也不太参考卵泡监测的结果,为什么? 这是我个人的"谬论":卵泡监测只能看出卵的大小,不能看出卵的实质。就像这个杯子放在我这里,你从外面看知道里面有水没有? 你根本不知道,你只能看到杯子的形状。所以我不主张去监测排卵。我觉得测基础体温足矣,基础体温能非常好地反映出来。

我的要求是排卵后基础体温一定要上升 0.5℃,如果低线(编者注:指基础体温低温相的基线)是 36.2℃,排卵后到 36.7℃,那就是上升了 0.5℃。如果低线是 36.2℃,排卵后才 36.5℃,上升 0.3℃,这个基本上很难怀孕。还有基础体温的横线(编者注:指基础体温的高温相)一定要有 14 天,不到 14 天,说明黄体期不够好,也容易出问题。怎么知道她的土地、水库恢复得好与不好? 我就从基础体温上可以看出来。如果低线是 36℃,排卵后高温到 36.5℃,数值上已经长了 0.5℃,是不是也就好了? 实际上还是不行。我觉得排卵后高温还是达到 36.8℃以上比较好,妊娠的几率高,或者说是怀孕以后的这个孕胎才会表现得健康。这一点我还是很强调的。提到这个种子论,它来自于我曾经受到的一个教育。我喜欢一种花儿,花的种子人家给了我好多年了,我种好多个都没活,后来只有一株活了,我下了班回来先看它。有天下午,我在瞧我那花,家里的阿姨也在浇水,我说:"你看我那花,长得已经有半尺多高了。"她说:"您这花活不了。"我当时心里特别不高兴,说:"你为什么说我的花活不了?"她说:"您别忘了我是种地的。您这种子不行,太老了。"当时我非常震惊,我觉得我受到她的教育了。真的是种子不好。

种子,对女人来讲就是卵——我讲的是妇科,不说男科。这个种子——也就是这个卵的质量不好,虽然长得大也成功不了。所以我在治疗不孕不育的时候,我一定要求患者把基础体温表画好,有三个月或者四个月非常好的体温,高温期最少上去 12 天,才敢让她大胆地怀孕。如果高温期有 12 天,怀孕以后就算是患者有些不合适,加上黄体酮和我们保胎的药,这孩子可能就保下来了。如果高温期才七八天,或者八九天,千万不要去尝试怀孕,尝试的话对患者绝对是个损伤。

还有一种情况是种子自己本身成长不起来。例如多囊卵巢综合征,我们发现多囊卵巢的卵子根本不成熟,有的患者在做试管婴儿的时候取出 50 多个不成熟的卵子,但没有用,不成熟的种子是没有用的。还有习惯性流产,也跟种子不好有关。

总的说来，水库论、土地论、种子论这三者不可能把它们分别脱离开来，临床看哪个是主要的。比如说卵巢早衰的患者，她的卵泡基本没有了，内膜也薄了，甚至于 B 超检查显示内膜成线状，这种状态我们从"土地论"来理解也可以，从"水库论"来理解也可以。

暗　耗　论

"暗耗论"是我说的。暗耗，既可以是伤阳，也可以是伤阴，对男女都适合。但我们讲的是女人。

"暗耗"的这种"耗"的特点是看不到的。比如情绪的郁结，郁而生热可以耗阴；思虑过多，心脾受伤也伤阴；涉及胎、产、经、带的问题都可以伤阴。根据年龄段的不同，损伤的程度不一样，可以是肾阴不足，也可以是脾阴不足，还有局部环境障碍造成营养供给的不足，这都可以归为暗耗。

我最近对暗耗的内容又做了引申：一个是脑的问题，一个是饮食的问题。不要把暗耗完全局限在性关系上，性生活过度导致暗耗是一个习惯性的、人们很容易想到的内容，但暗耗不能局限于这一点。比如思维，过分地用脑，而肾主脑，所以用脑过度损伤肾阴，这是一种暗耗。饮食习惯也可以暗耗，比如长期吃辛辣刺激的，也伤阴。长期吃凉的，就伤阳。看具体情况来定。暗耗，包含了慢慢地、不自觉的一种饮食习惯和行为，比如喝酒，比如过度用眼导致久视伤血，五劳七伤之类的。再如经常接触一些放射性物质，这也是暗耗，耗的是什么？耗的是她体内的阴血。这样引出来好多东西。

水　火　既　济

水火既济是什么呢？这个问题虽然是老生常谈，但是你要充分地理解它，还得再调整一下这个理论。我最近在看《傅青主男科》。《傅青主男科》里谈到心，它之所以能够正常地生火，是受肾水的滋补，所以它才能够阴阳平衡，水火既济嘛。那么肾，它之所以能够发挥它自己的生理功能，它也是由于心火下降，它又来调控，所以又叫心肾相交。心肾相交，水火既济，常说的是这个道理。可是在妇科来讲呢，我们说女人阴常不足，所以我在用药的时候,我不太敢用过分补肾的药,她肾阴本来就亏嘛,所以我几乎阳性的药(编者注:"阳性的药"此处特指补肾阳的药)很少用。心肾相交,水火既济,互相依存。

又有一个说法,关于肝和肾的关系,肾为肝之母,水来养木,那么肾水呢,每天给肝木一定的量来滋养。我过去说过,"肝急"是因为无所索,肾气虚了,没有正常的营养来供给肝脏的正常需要,所以它出现一种肝的急,急躁了,肝病了,所以肝无所索。这是一个母子的关系,就是肾水和肝木的关系。但它们之间的关系倒过来讲呢?两肾之间,咱们说命门,命门是阳,可是它也需要水来养,所以肾水也供给它。然而同样肝木生火,它也能供给命门一些滋补。所以在这种情况下,又有一种说法,不是我们临床常用的,但是这一点呢,咱们还得再考虑。关于肾水和肝木的关系,肾水和心的关系,这里面肝木、心跟肾的关系是一个是正的,一个是反的,正的是心火和肾水,反过来是肾去养肝,这又是一个关系,这点能够想得出来吧?用药的时候,你看我,有的时候养肝的药多一点,有的时候补肾的药多一点,为什么呢?就是看它那一个刹那。

你看刚才这个小女孩(编者注:小儿性早熟患者),为什么我清热的药用得反而少了?为什么?我发现她舌质有点淡,虽然是淡,可是她脉有点慌,脉慌是活跃,活跃说明肾气还是火大的,所以在用药的时候,我就让她吃两天,停一天,我怕过呀,因为这孩子太嫩,小儿为娇嫩之体嘛!还有一个说法,小儿为纯阳之体,这种说法,我觉得是误区。它纯阳不生啊,孤阳不生,孤阴不长,阴阳两个本是互根的关系,在小儿身上怎么就能够改变了这个阴阳协调的关系呢?不可能。所以为什么说"阴阳离决,精神乃绝"。那么阴阳,独、孤那个纯阳之体怎么存在呢?我说这个所谓的纯阳就是它处在阴阳绝对平衡的阶段,它没有伤阴的机会。你看她没有月经,她没有性思维,她也没有过分地吃一些补养的药物。所以我们在观察的时候一定要非常仔细,你要抓主题。

滑脉的意义

滑脉在妇科尤其有意义。滑脉,滑脉的有力还是无力,对我们临床进行辨病,估计这个患者的病程以及治疗的疗程、病情的程度有很大的参考价值。

滑脉的意义,要结合患者的年龄。如果这个患者已经四十七八岁了,脉象为弦滑,这是允许的,因为这个年龄已经是阴常不足的阶段。如果这个患者刚刚十八九岁,就出现脉细——像咱们现在看的这些卵巢早衰的患者,脉特别细,特别弦,甚至一点滑象都没有,这说明血海不充足。也就是说,脉有没有滑象,可以告诉我们她的血海充不充足,病情的程度到底如何。

比如这个患者的脉象是沉细无滑象的,说明血海亏损得很重;如果脉象是沉细稍滑的,那说明血海还有一点水,还没有完全枯竭;而脉象是沉滑的,说明血海还有水。

所以有的时候,我会对卵巢早衰的患者说:"努努力,再努努力!"因为这病几乎是不能治的,我们不能对患者说"我能给你治"。但是如果她的脉象是沉滑的,我们可以做努力。

如果出现沉弦滑的脉,并且脉也有力量,这种脉象又是出现在一个中年的妇女,这个时候就要考虑养肝木。用什么来养肝木?就用补肾阴的方法,补肾阴的药。因为肝脏属木,肾主水,水来养木,水来涵木。比方说每天我们都给她这么一杯水来养肝木,但肾水衰竭了,肾没有能力去补,肝无所索了,肝想得到的依赖没有了——就像你想要贷款,但没有钱了,贷不出来。遇到这种情况,一定要从源头上考虑,是滋肾还是养肝?所以这一点我们做医生的一定要思考,哪怕一天深入思考两个问题,你就会有所收获。如果就随大流这么跑,你什么也学不到。

在这种情况下,在治疗过程中脉出现沉滑有力,或者是滑而有力,说明血海得复,病得养,结果就非常乐观了。这个时候,要用活血药,要加大活血药。一般情况,这个过程得需要几个月。如果是像我上面说的那种卵巢早衰的患者,没有半年、十个月,很难治好。如果脉完全是细弦的,就特别难治。

产后生理特点

孕妇经过十个月的妊娠,包括妊娠早期的早孕反应,加上孩子在母体逐渐地长大,中医来讲,这个过程主要还是靠肾和血来养育孩子,这是一个特点。第二个特点,是产程。产程虽然是生理现象,毕竟要经过一段过程,对妇女,不管从哪个角度上来说,也是一个生理上不可避免的一种损耗。剖宫产也好,自然产也好,都是一样。

所以产后有三大症容易出现:一个是发热,这种热,不是感染性的,中医有观点说是阴阳失调的问题。第二是多汗。第三是出血。出血是子宫收缩,现在因为科学的进展和医学的进展,这种产后出血的病例已经很少了。这里指的是正常生产,如果有一些人原来就有妊娠高血压,就要对症治疗了,这些也要考虑进来。

咱们现在讲的是属于正常分娩,产妇没有其他的合并症,这里要强调一下。产后需要注意的一些问题包括:

第一,比如要求产后多穿衣服、多补,这个要考虑! 从民间的习惯上讲,产妇怕风,要多穿衣服。但也要根据季节,如果夏天生产,捂得越厉害就容易中暑。这个你们没有想到吧? 产妇应该正常地穿衣服,比平常多穿一点就可以了,避风是很重要的。这是多汗的问题。如果汗特别多,要止汗了。

第二,就是哺乳的问题。哺乳就要考虑到乳房的保护。乳房的保护,奶要吸净,免得得乳腺炎。

第三是产后饮食。一个是促进产妇的身体恢复,我是主张要用渐进的方式,一次是不行的。民间产后一下子就大量吃喝,大量进补,喝各种汤、吃鸡、吃鸭、吃肘子,这样好下奶。我主张最好是渐进式的,因为中医讲血乳同源,所以要考虑到母体的健康状态,还有乳汁的分泌能力。有些人很壮,乳汁并不多。要注意看乳房的胀满程度,就是产妇自我感觉到的那种乳房肿胀的程度。如果是胀的,说明是要通络,是奶管通畅的问题;如果是很软,是气不够,那就进补,帮助母体恢复。

第四点,要考虑哺乳母亲的饮食对婴儿的影响。比如说鸡,在人们生活中和我们临床工作中都已经发现了,鸡多吃了对女婴有一定的影响,比如说性早熟。还有鹌鹑、鹌鹑蛋、鸽子、大虾这些,如果喂奶就不吃了,如果不喂奶愿意怎么吃都行。

其实我说"怎么吃都行"这个说法还是不够严谨,也要根据产妇的出血情况而定。这里提到这个出血的问题,有些常识你们需要了解的。要知道正常的恶露,二十几天应该就干净了,不要超过四十二天。如果恶露量很多,要随时复查,超过四十二天要看有没有感染或者残留。如果出现产后高热,要考虑是不是阴阳失调的问题,也要考虑是不是有感染的问题。

盆腔炎病案和"气化"思想的诞生

这个患者叫尚某,我记得非常清楚,她的儿子在爬楼梯边儿的时候摔了下来,那男孩当时也就八九岁,她还有一个女孩。孩子摔了后赶紧上宣武医院,是脑出血,没救回来,这儿子就这么没了!这个患者上环了,后来就赶紧取环,那时候允许生二胎,结果取环的时候就急性感染了,在我这治。

开始我治得挺好的,用的八正散的底儿,白细胞总数我从两万二(即 WBC 2.2×10^9/L)降到一万八(即 WBC 1.8×10^9/L),降到一万二(即 WBC 1.2×10^9/L)的时候数值就不再动了,一直维持在一万二,就不再下降了。我怎么治,这白细胞计数也是一万二。后来人家不找我看了。我那时候才 30 多岁,她不找我,就找郗霈龄郗老。她找郗老去开药,开的都是官桂、荔枝核、橘核等这类除湿、温经、散寒的药。这事都 50 年了,我记得非常清楚。肿瘤科有个曹大夫,那曹大夫拿来这方让我抄,我一看炎症、白细胞计数一万二,我不敢抄,可是我也不敢不抄。我抄完了在方子旁边备注了下"抄郗老方"。

结果没想到这个患者白细胞计数降下来了,并且后来很快就怀孕了。这个结果对我震动很大,对我治疗炎症的思路启发非常大。完全拿着化验单中白细胞数量的观念来对待中医认证,这是错误的,死板的。这个患者后来又生了一个男孩。

我从那以后真是受教育,治疗慢性盆腔炎我加入自己的思路——实际上不是我的思路,是郗老的思路,人家是气化。老爷子没说气化,人家是温经散寒的,我理解成气化。所以在那以后我治疗慢性盆腔炎,对于那些病程久的、输卵管纤维化、呈僵直状态的患者,我走气化这条路。但是我不用荔枝核、橘核和肉桂,我还是不敢,我用桂枝。用桂枝 2~3g,配其他的药物。有的时候,我走气化加一点巴戟天,用 3g,或者加点蛇床子,我这实际上不是温阳,是走气化。

那天给她们讲课的时候,说过桂枝是走四肢的,可我为什么拿它来走气化呢？我觉得它稳。它有两个功能：一个是走动，走而不守，它是走四肢的药；另外一个，五苓散里面桂枝就有气化的功效，《伤寒论》里讲到五苓散，它里面的桂枝具有温动的特点，我理解桂枝的温动就是一种气化的作用，可以帮助膀胱恢复气化功能，这样尿就能排出来，"气化则能出焉"，就是气化才能使尿排出来。这又引出了上回给她们讲过的那个病例。

起码是十几年前的事了。某妇产医院有个产后尿闭的患者，是癃闭，尿不出来，患者是有尿，不是无尿。那时候带着许昕去会诊，我就用中医讲的提壶揭盖法，我加上气化的方法——大量的沙参加上桂枝。一剂药吃完，第二天尿就下来了。可是治疗那三天无尿的急性肾衰竭的，就不能用桂枝。因为没有东西，你怎么气化？就像这堆土在这，给一锹，从底下掏一下，不就松了嘛？所以在用药的时候，同样是尿闭，同样是产后，或者是同样的炎症，思路却不同。假如说是湿盛，或者是炎症还很重，舌质是红的时候，怎么气化？（学生答：舌质红？那用沙参。）沙参是不行的，它没有气化功能。浙贝有动的特点，贝母是化痰的，"化"的本身就是"气化"的意思。所以说有的时候我加点浙贝，我不是用它来化痰，我是取其动性，通过气化把湿邪消除。

女人"不锻炼"

我今天给你们讲讲，我一直反对女人"锻炼"（编者注：柴老此处锻炼的意思是指过度锻炼或者高强度锻炼），我一直没给你们把我的思路讲出来，尽管这起码也有三五十年了。

我就最不赞成患者去"锻炼"，什么运动室、健身房，什么跑步、游泳的。我认为一般地玩玩倒是可以，但是为什么我的患者她一说"我要跑步"，我说："你千万别跑，你只能散步！"为什么？就因为要考虑女人的生理特点。别忘了，女人是阴常不足的。而且不同的年龄段锻炼的内容也不一样。如果你今天二十五岁，你可以跑。你四十五岁还跑吗？我八十六了还能跑吗？比如体力不支，比如处在月经期，又或者生活发生了变化，或者是怀孕了，或者是进入老年，像在这些不同的生理阶段，患者她跑不了了。通过跑步锻炼，肌肉肯定是壮实的，但如果老了，或者是处于上面说的那些生理阶段的时候,就跑不了。而跑不了的时候,肌肉就得不到锻炼,肌肉得不到锻炼就会松弛,这一松弛,反而显得更老化,更难看。这是我的观点。几十年了,我一直不让我的患者跑步锻炼,运动员例外。

如果就是为了美,千万别跑。我就主张散步,为什么呢?散步它柔和。咱们中医说"久行伤筋,久立伤骨",那是"五劳七伤"的内容,久行伤筋,久跑呢?它也伤筋嘛!伤筋它实际就是伤肌肉,导致肌肉松弛。当你老了不再锻炼了,肌肉就没有力量了,你肯定会更老化,对女人的形象更有影响,这是我自己的观点。

可最近我发现,社会上又有一个新的说法:不能过度锻炼。这个说法主要是从心血管疾病来说的。那个时候我自己没有意识到,我只是从女人的生理上考虑。那么现在我觉得我们这个中医的观点又领先了,起码在我们这个临床的范围内又先行了五十多年,你们说是不是?所以我说这个观点在写东西的时候要考虑进来,因为我们不是不懂,只是我们想得比较狭隘,没有把心血管问题,比如卒中之类的问题考虑进来,我们没想那么多。但是我们想到的是女人的生理,女人的生理是阴常不足,我们又从女人生理的不同阶段去考虑。一旦到不能坚持去做锻炼的生理期的时候,肌肉最后肯定会变得松弛。如果肌肉没有收缩力了,那么局部的肌肉组织肯定都要松下来。所以只要你一停下来,结果一个是胖,一个是松弛。

这几次我都想给你们讲这一段内容,最近从现代科学角度也不让人过度地去锻炼了,这让我很欣慰,我们这观点又走前头去了。但是,不是说明我们优秀,是古人优秀!古人的中医观点告诉我们应该还是要辨证施治,要遵从古人的说法。

关于"分阶段治疗"等答弟子问

弟子:我觉得咱们在治疗上是分阶段的,比如初期是以调整脏腑功能为主,等脏腑功能得到一定调整后,血海慢慢恢复,然后再开始加强养阴、活血、补肾等药物的应用,可以这么理解吗?

柴老:可以这么理解。第一,关于她的证和她的病,在我们认识过程开始的时候首先一定要把病因认清,用认识的病因作为处方的君、臣药选用的主要依据,因为扶正也好,祛邪也好,调经也好,你必须先把证认清,它是阴啊,还是阳啊,还是气滞啊,还是根本亏损啊,你先把这证给认好了。就像你说的,认证就是调整,把它调整好了,以后参照基础体温再看它的发展。

弟子:我又发现,治疗初期都是在调整,有的清热,有的祛湿,有的调整脏腑功能,比如疏肝,到后期,就是滋阴养血药、补肾药……

柴老:把她的证调好了,她的邪气已经祛了,她缺什么,我们就用药补什么,看准了、瞄准了这个点,我们就要集中力量上药了。

比如这个脉象一定要动了,我们才打,脉象要是不动,千万别打!我经常形容,拿一条毛巾,它还有水,你拧它的水,就像你拼命地用破血药。我拧出这嘀嗒几点水,对毛巾来讲就更干了。所以我们不能做这种得不偿失、竭泽而渔的事,不要显示自己,一定不要显示自己的既得,这里说的不是既得利益,而是既得所谓的一些临床现象吧。(编者注:此处柴老的意思是用破血药后,患者有点滴出血,以为治疗有效而感激医生)我们就本着原则去治疗,所以也不希望患者怎么赞扬我们,治了以后怎么好……这个不是我们治的,而是中医的原则叫我们这么去做,这么做得到的结果。当然其中有个人的一些体会,一些经验,比如我们参照脉象,患者肚子有点痛,基础体温又上去了,那她很自然地就该来月经了。

弟子:肾和天癸的关系,您是怎么理解的?

柴老:过去人家说咱们中医不科学,玄虚,"二七天癸至",这个天癸吧,实际就是一种性激素的物质。天癸可以由肾气来统率它,但是,天癸必须得有肾气的推动,才能发育。"二七天癸至",到"七七天癸竭",古人告诉我们这是人的生理。小孩七岁卵泡开始发育,到十四岁左右,大多十二岁就来月经了,这和古人的看法在年龄段上基本上是一致的。所谓更年期,多见于四十五到五十五岁,"七七天癸竭",四十九岁天癸竭,这也基本是一致的。但现在不行了,就是我常说的,要增加一个"四论"。就是说,现在咱们的生活状态,还有心理状态,(绝经后)还有追求美的心理,也会增加对青春延续的要求。你看人家老太太七十多看起来像六十多,她打扮,打扮的本身也是一种追求。如果这个人遇到一件非常沮丧的事情,她可能颓废,她可能头都不梳,她没有追求。但是有的人呢,她追求得过分,她就会更耗伤天癸,因为她可能性活跃。就像我们那天讲的那个卵巢早衰的患者,她从内踝有一股热流上冲,我说她相火妄动,后来我回家考虑我说得不全面,实际上她是相火不安,应该这样解释:她的卵巢已经处在不稳定的状态了,她的性功能已经出现不稳定了,她可以出现不安,这个相火呢,可以从肾,也可以从肝来解释。肝主筋,肝也有相火,它不安的时候,筋脉也可以出现一种沿着筋脉走的灼热的一种反应。

弟子:老师,像菟丝子、川断、蛇床子和巴戟天这类补肾药,它们的应用在时机上怎么掌握?

柴老:时机上要看你想促进什么?巴戟天,它是一个壮阳的药;蛇床子,它又除湿,又兴阳。上次说过,蛇床子不能多用,它有小毒,在我自己的经验里面,如果一个中年的妇女,她性功能低下,卵巢功能不太好,用了养血药,用了温补肾阳的药,这个时候再用一点蛇床子,就比你用肉桂好。肉桂是入命门,守而不走;蛇床子,是走而不守。但是你一定要看情况。如果是一个孩子,她刚刚月经来潮的时候,你绝对不要用兴阳促肾的药,绝对不要用。因为你要保护她正常的性器官的稳定性。否则的话,这孩子容易出现一种畸形的性病变,这会让这个孩子一生毁于一旦!或者说孤男寡女的这一类也不要促进。

我记得我学《伤寒论》的时候,老师曾经说过——可是《伤寒论》里没有说——小柴胡汤可以疏解姑子、寡妇这一类人的肝郁,但是后来我发现柴胡不能用。所以小柴胡汤我们要慎用,尤其是没有丈夫的。而且人也分本分,咱们也要看本分,中医讲望诊的,对吧?所以中医不是中医,是杂医啊!你既要懂食品,你还要懂生活,要懂社会,要懂很多"不得隐曲"!

弟子:还有就是这个理解上的问题,在治疗闭经的过程中,因为闭经包括很多病,不同的病又有不同的观点和治疗思路。但是对于整个疾病来说,正气的强弱、血海是不是充盈、脏腑功能是否协调,是核心问题。那么,我是不是可以说,治疗就是以这个核心问题为基础,再结合疾病的特点,来进行我刚刚说的三个阶段的调整?

柴老:你刚刚不是说分几个阶段?首先,你刚开始的时候一定要辨证;其次,把病带进去,就是把你自己所见的特点带进去。这个特点,可能今天在患者的皮肤上,比如说这人皮肤特别粗糙、特别黑;也许在患者的胡须上;也许在神色上,你看到她神色不安,或者紧张,或者恐惧。像刚才那个患者大哭大闹,肺气太盛,如果要治的话,就要克她的肺气,补心气,以火克金,你懂我的意思吗?你听她哭的声音,多么足啊!不是那种细声细气、特别委屈的,而是喷出来的声音。所以你辨证就是要辨这些。你们可能没想到她的哭声,那就不对了,根据她的哭声,我们在治疗的时候一定要克,克肺气,她肺气太盛,肝气就得郁。哭是肺,她这股气出得特别壮,那声嗡嗡的,所以一定要克。这就是为什么我们临床要细琢磨。

第二章　妇科用药

　　跟诊中,柴老对疾病的诊治经验多结合就诊时病例来进行讲述,规律性和个体化治疗无法截然分开。故在本章中,整理内容的选取以能体现柴老在妇科疾病诊治时用药方面的规律性,以及其对妇科部分常见病治疗的用药特点为主。

关于月经第五天用药

我之所以选择月经第五天用药,第一个理由是针对初诊患者的。初诊的患者你根本不了解她,她说她几个月没月经了,甚至于五年没月经了,甚至于说月经刚刚过去,这些不可全信。因为现在社会比较复杂,医生这么做,实际上也是对患者负责。所以初诊的患者无论她说什么,在你不了解的情况下,开的药一定要嘱咐她月经第五天再吃。假如她已经闭经七年了,对于这个患者怎么办? 你就让她测基础体温,快点回来复诊。或者这个患者已经 40 天、50 天没有月经,不太放心的时候,让她做一个 B 超。如果正来月经,开药就无所谓了。

第二个理由是从患者的月经生理上考虑,正常的月经周期第五天吃药,因为这个时候的血海已经安定,患者的血海已经安定,不需要你再去鼓动它或者是刺激它,让它月经多或者是少,这是一个理由。

再有第三个理由,不管她月经量是多少,第五天内膜也脱落得差不多了,月经量少的也差不多了。第五天吃药,月经量少的,你在里面加一点益母草。月经量多的要分析。如果是特别多,你在月经第二天晚上就得吃药,用止血药。为什么呢? 因为在月经第二天晚上服药,等于它发挥作用的时候是在月经第三天上午,在月经第三天上午厚的内膜该脱落的也脱了,不会留邪。这一点一定要注意。如果当时一看月经量多就给患者开止血药,不利于宫腔里子宫内膜的剥脱和排出,这样有可能造成不规则的出血或者是月经的淋漓不净。应该让子宫内膜有脱落的机会。如果是正常的月经——就是经期是在七天以内的都是属于正常的,第五天时血海已经安定了,不会引起血海的重新活跃。

正常情况下,血海在浮动的时候,我们不干扰,既不温动它也不压制它，让它自己自然调节至平衡。所以在月经期的时候，咱们经常用血海浮热，或者血海不安，或者血海沸腾来描述，但我自己觉得在月经第五天的时候血海基本上也都安静了，就算基础体温还不太稳定也没有什么关系。所以让患者在月经第五天晚上吃药，不会触动她血海的稳定性。

从现代医学的角度来看，月经第五天是滤泡期，也差不多该出手给她调整了。从子宫内膜的角度，不管内膜在来月经之前增生得均匀或不均匀，月经第五天基本上也脱落干净了。所以在这种情况下用药基本上不会留邪，也不会动血，这是个双关的目的。这两个目的，是从我几十年的经验里面得出来的，而且我在临床上也一直就这么用。

再有一个理由就是保护自己。当你不了解情况的时候，你善意地给患者开了活血药，如果这时候患者怀孕了，你就可能把胎给人打下去了，你怎么向患者交代？所以第五天是特别安全期。这样做对医生来说也是个保护。

总而言之，在月经第五天吃药的基本思路和依据，就是依据内膜的脱落状态，依据血海正常的、生理的稳定性，依据月经出血的基本原理，也就是内膜的脱落。这个时候用药不会留邪，不留邪的意思就是不会把病毒敛在里面，从而减少因子宫内膜脱落不全导致出血的风险。

月经第五天用药还有一个客观因素，就是我们现在患者特别多，不像过去，能做到让患者七天来复诊一次。过去，对于出血的、月经量多的患者，可以当时就用上止血药，开七天的药，七天以后患者又来了。现在外地患者多。看一次病非常不容易，药常常一开就是二十天，二十天后就涉及她下次排卵。如果开的是固冲、固涩、止血的药，吃第十剂药的时候就接近她的排卵期了，再继续吃下去反而影响她正常的排卵。所以这个时候要用滋阴药，固冲、固涩、止血的药都不要用，用滋阴药的同时，再加上点清热的药，这时一定要加一点川芎、香附，为她下次排卵做准备。补肾也是这样，用点杜仲，杜仲走下。当然，如果患者的周期是四五十天或者是根本没规律，这些内容可以不考虑。

还要补充的是，月经第五天用药不是绝对的。根据不同的病，其处理方法也不一样。如果是痛经的话，用药一定在月经前，或者经期见血就吃药。我主张经期单用三七，三七可以化瘀、止痛、散结、止血，它具有既能止痛又能止血的特点，可以防止由于子宫内膜脱落不均或者突然大量脱落导致的大量出血。这样对患者没有损伤,而且临床也不会出事,更不会影响患者下次排卵。所以这样做既保护了患者,也说明我们在临床是非常仔细的,仔细到每一点都为患者考虑。

再有一个,如果基础体温升上去了,要注意换药的问题。如果是没结婚的患者,一个处方可以吃到体温上升 7~10 天,一般情况下排卵后高温期维持 14 天左右,这时再用活血药,也不会活跃她的血海。假如患者有生育要求,体温上升 7 天后就不能再用血分药(编者注:柴老说的"血分药"是泛指具有理气活血、活血化瘀、破血行血等功能,能扰动血海、不利于安胎的药物)了,而是要用维持她肾气的养血药,要少用一点敛药,如白芍、旱莲草之类。也可以用一点当归,这样一方面防止它的敛性,同时又不过分动血。

所以我们作为医生,就像裁缝,做个口袋也好,做个衣服也好,你每一针都要下得准,都要有条理。我总说妇科大夫不能做勇士,不能急于求成。

月经期用药

关于月经期用药,我们要先了解月经期的特点。

血海满则溢,"溢"即月经来潮。这个"溢",需要血海的充实和肾气的充实,而且这里面就有动的问题。在血海本来已经旺盛、有浮动能力的时候,它会自然地往下泻。也可以这么说,月经能自然地来潮,说明血海是充实的,所以我们不要去干预它。不管是清热的药,还是凉血的药,或者是养血的药,这个时候都不需要。因为血海已经够充实了,才能溢。需要补肾吗? 也不需要。因为她自己有动力。

从西医的角度来讲,月经期是内膜脱落的时期,这个时候要让内膜充分地脱落,避免残留。如果有残留,会影响子宫的复旧。用咱们的话说就是客夺主位,客夺主位会引起不正常的出血。

所以,在正常生理条件下的经期,你不要帮它。你让经血自然下泄,完成这个自然的生理现象。这样就便于下一次用药。

为什么经期停药? 为什么定到第五天? 这是我的观点。因为一般情况下,月经经期持续三到七天,这属于正常范围。但是我个人觉得三天经血是排不净的,而七天之后经血已经干净再用药就晚了。比如说由于瘀滞导致的痛经,经期有些淋漓不尽,如果七天以后再用药,你就超越了她那个分泌期。所以我定在第五天开始用药,这样还能有三天迂回的时间。有瘀滞,可以稍微用一点当归,调整一下。如果是月经量很多的患者,这个时候就可以用止血药了,这个时间点用止血药就不会引起子宫内膜的残留。如果一直在少量地淋漓出血,可以稍微用一点活血的药,但是不要太过了,比如用2g川芎。

对于子宫内膜异位症,为什么从月经期开始就用药呢?(编者注:对于子宫内膜异位症,柴老常常嘱患者从月经第一天开始服用三七粉3g,分冲,连服五天)关于这个,咱们讲过,因为三七粉有四个作用:散结、化瘀、止血、止痛,不会干扰正常的经期。三七有散结止痛的作用,可以缓解痛经;它的止血作用,还可防止出血过多。

还有一点要注意,如果这个时候患者有炎症,你要选用既没有敛性,又没有滋腻性,也没有特别苦寒性的药物,因为经期血海处在不稳定期。这时候用什么药好呢?我觉得双花(即金银花)好,白头翁好。我选白头翁的理由是它治杆菌(编者注:现代药理研究表明,白头翁对各种杆菌如绿脓杆菌、痢疾杆菌、大肠杆菌等均有抑制作用)。我说过,子宫和输卵管的炎症有很多是因大肠杆菌感染引起的。野菊花也好,它也对多种杆菌有抑制作用。在六十年代,野菊花曾用来治疗大肠的炎症,还用于治疗肺结核。后来不是有一个治疗盆腔炎的野菊花栓剂吗?你们自己再查书,再参考,我不可能了解得那么完整,那么深。又比如说紫花地丁、连翘、马齿苋,这三个药都能清热解毒,但在经期用它们就有点偏寒,在经期不宜过分地使用。

如果月经血量少,这时候不干预。在周期正常的情况下出现经血量少,这个时候不要活血破血,因为月经第五天已经处在收的阶段,就不要再用血分药了。那么在什么时候用呢?在下次月经前期的用药里你加上去,让它提前脱落。(问弟子)有什么要问的吗?

弟子:月经期血量过多可以稍用止血药,这个止血药怎么选择?

柴老:止血你可以用仙鹤草,仙鹤草可增加子宫收缩,增加子宫收缩以止血。如果出血辨证是热性的,就用大小蓟。这时候用止血药千万注意不要干预她的月经周期。

月经第五天吃药,我们强调是在正常情况下,没有特别明显的月经病的时候。咱们的患者几乎全在月经第五天吃药:就诊时正来月经的,月经第五天吃药;初诊的患者,月经第五天再吃药,或者除外妊娠后服药。

这么做,因为这个社会很复杂,医患关系也很复杂,你必须要学会保护自己,不要做勇士。每次我讲课都是这个意思。这个勇士是指什么呢？一见患者没来月经,就将三棱、莪术、水蛭、虻虫都用上了。那样不行,这对患者是个伤害,也许你打下血来了,患者也以为来月经了,但其实你伤害了患者,你打破了患者的生理状态,这个是不道德的,而且也只能说明你这个医生知识很肤浅。这样做不是保护患者,而是伤害患者。

基础体温上升时的用药

基础体温有上升趋势的时候,用药要跟着它相应的卵泡生理周期这个过程走,那么对卵泡就没有伤害,它可以继续地走下去。如果患者正处在排卵期,由于你自己的思路太窄,这时候用了五味子、乌梅这一类味酸、收敛的药,你就可能影响卵泡的正常发育和排出。

当然,脉大、活跃,一方面可能是排卵,另一方面也可能是要出血。所以,如果基础体温已经升上去了,这个时候开药最多开十剂药,或者七剂药,治法则着重于清热养阴或清热固冲,固冲可以,清热也可以,养阴也可以,但是不用苦寒剂。如果患者正在排卵期,这时用苦寒药,患者基础体温已经上去了,再想收,是收不回去的。而如果这次患者可能是要出血的话,内膜已经长得很厚了,收也收不住的,反而会导致淋淋漓漓地出血。这时应该不用止血药,而以养阴、固冲、清热为主,因势利导,跟着走,但是不用补药,不用养血药,不用通络药,不用理气药。为什么？怕动血。

基础体温已经往上升,脉有滑动之象,这两点给我们的印象就是:现在是在活跃期。这个活跃代表有两个可能:一个是排卵,一个是可能要出血——提前出血。这时候要用北沙参,比如:北沙参、旱莲草、地骨皮、荷叶、女贞子、莲子心、椿皮、玉竹等等,可以用点益母草,益母草本身就可以防止那些药过于收敛。

闭经的治疗

在闭经的患者中，阴血不足者最为常见，特别是卵巢早衰患者。阴血不足也是卵巢早衰最主要的原因。

阴血不足的用药，首先我要提到的就是北沙参，它补肺气、养胃阴，是一个养胃阴的好药，对于阴血不足这样的患者最少用20g。还用丹参，丹参是凉血活血，它不温不燥，比当归好。当归是辛温，走而不守。对于卵巢早衰的患者、对于阴血不足的患者，女贞子是必用的药，当归不急着用，要用北沙参、丹参、玉竹。便秘的患者，加全瓜蒌来宽中下气通便；有的患者，兼有心烦的症状，加百合、首乌藤。我不太喜欢用山萸肉，但是有的时候，患者阴亏得特别厉害，我会加点山萸肉。我为什么不用山萸肉呢？因为山萸肉酸。你们跟诊时也注意到，我经常建议患者不吃酸的。酸，它就敛，敛的本身就不能动。比如一口水和一口米汤，米汤的走形（编者注：即米汤的作用特点）就是敛，水呢，它不敛。这么来比喻我们就能理解。还可以用浮小麦、旱莲草、桃仁、郁金，郁金少量用一点，用6g。我为什么喜欢用桃仁？一是它走肝经，一是它可以通便。再有茜草、泽兰等活血的药，都可以用。这种患者的脉都是细滑稍数，所以加点地骨皮、莲子心。

我讲过，泌乳素高的闭经患者，一般情况下会有便秘的症状，可以用全瓜蒌。如果大便是通畅的，不需要通便，怎么办？就用瓜蒌皮，用它来宽中。像川芎、月季花、绿萼梅这些都可以用为佐药，没有问题。用药的原则是什么呢？别用温药，别用有敛性的药。这是阴虚的患者。

下面简要说说阳虚的患者。阳虚的患者现在不太多见。过去由于营养不良，生活比较艰难，劳动、劳力过度，都可以导致患者出现阳虚的症状，比如面色苍黄、舌质淡、轻微浮肿、大便溏、多痰，等等。这类阳虚患者的治疗比较好办,用补肾养血的方法就是了。

要注意,如果大便稀的,一定要加上白术、薏仁米,薏仁米可以走下、健脾。这种患者仙灵脾、仙茅能不能用?能用。但要注意季节,春天要慎用。春天是阳气上升的季节,而女人阴常不足,对女人来讲,仙灵脾、仙茅就比较燥,所以使用时要慎重!假如要用的话,仙茅的量要少于仙灵脾,仙灵脾用 10g,那仙茅就用 5g,这样用。其实,不如用菟丝子、川断、杜仲。养血用当归,大便稀加用益母草,大便干可以加当归,当归这时就可以解决养血和通便两个问题。

再就是瘀血型的闭经。这种闭经,我们中医学上也叫血隔闭经,"隔"就是隔住了,不是血海没有血,也不是肾气不足,而是脉道、经络不通顺,有了障碍。这种障碍可以是因为寒凝、惊吓、打击,甚至于药物造成的,也可以因为饮食所伤,比如过食伤胃。还有一种被我称之为"逆因",比如说,流产时刮宫刮得过狠,导致内膜损伤,恢复不好,这也叫逆因;或者是在路上遇见坏人,受到惊吓了等等。这些都不是生活里面必须遇到的一些内容。

但是从我们临床上来看,我觉得不如就分为两个型:一个阴虚,一个阳虚。阳虚有瘀加点活血药,阴虚有瘀也可以加点活血药,这样就可以减缩证型。

闭经里面有一种类型是特别不好治的,就是内膜破坏以后,排卵又非常不好,没有月经,这个治疗起来是非常困难的,几乎是治不过来的。

说说我对闭经的治疗原则,那就是千万不要见闭经就破血。一上来就破血,用三棱、莪术、牛膝,甚至于水蛭、虻虫、穿山甲这一类的药,女人受不了啊!因为血海本来就是空虚的,没有血。所以一定要考虑到"虚则补之,实盛则泻之"。实证用泻药,比如瘀血用泻药;不足之证用补药,补阴或者补阳都可以。古人说犯"竭泽而渔"之弊。"竭泽而渔",把池塘里的水全放出去了,河里面肯定有很多鱼在跳动,你去捞,你这次得着好处了,但是没有水了,下次你什么也得不到!所以我也常常用毛巾来比喻:潮湿的毛巾用力去拧,你有劲,能拧出几滴水,但毛巾就更干了。见闭经就破血,可能你的患者见到经血了,认为这个大夫真棒,但患者不知道其实对她而言身体更加受到损伤了。

月经先期的治疗用药

月经先期,就是月经周期的缩短,根据患者的基础体温,了解是前一段(指卵泡期)缩短还是后一段(指黄体期)缩短。如果是前一段短,那么在月经第五天开始用药的时候要考虑到固的问题。前一段短,或者月经根本没规律,舌质淡的情况下,要加补肾、固肾的药。如果舌质红,要清肝热,首选的药我觉得应该用白芍,白芍敛阴、养肝。用柴胡可清热,但其性散,有启动相火之弊。

如果是后一段短,也就是高温期短,那我们应该在体温上升后的第四至五天加固的药物。为什么是第四五天呢?因为过早地固,患者没排卵,体温没上升就固的话,可能体温就升不上去了,也要注意这一点。体温升上去以后很稳定——有个三五天就能看出来了是不是稳定——这个时候就要加固的药,固的药里面的一定要加养血的药,固到何时呢?固到第十天,就不要再固了。因为毕竟有温补的药,这样如果她怀孕了,你可能会影响到胚胎的稳定性。不说胚胎的问题,起码也会干扰血海。如果太动血了,患者已经怀孕的话,就可能给鼓动下来。如果患者没有怀孕,你过多地固了,可能导致月经后淋漓出血(因为固,导致内膜的剥脱不畅),所以一定要以十天左右为期,不要超过这个时间,剩下的药下次月经第五天继续吃。

一个月经周期,中医的理论是"月满则盈","满则溢",所以血海在不断充实的时候你要加用充实的药。那么你想鼓动血海的时候,就一定在她排卵的时间点。如果排卵了——从我的经验看——说明血海就已经有了不足,那么最低限度就是这样的,在这个情况下我们加大、加重补肾的药。

为什么十天以后就不再用了呢?因为怕过,什么都不能过。与所谓的消其大半思路差不多,就是补到一定程度就要适可而止。这么考虑的时候就对药物做了分析。比如莲须,为什么用莲须?因为有血海不安。肾气过的时候就容易出现血海不安,那我们就要清热、固下焦。为什么用覆盆子?因为她肾气不够。这样两个不同功能的药一起用,就选得非常得好。

关于养阴药,如果患者的脉细滑无力、舌质红,说明她血海伏热,阴亏,阴受灼,虽然她有月经,但是由于血海不安,容易出现月经淋漓,是浮热就会鼓动血海,不管这热之程度。就像贼,不管是大贼还是小贼,他总是要偷的。大贼有大方法,小贼有小方法。所以这时候要用养阴的药。

假如体温升上去以后,舌质红、脉数,脉是数而且动,它有动象说明血海根本不安定,所以治疗要敛,不用收,故五味子之类的药都不能用。要安定血海,可以用旱莲草、莲须,甚至椿皮都可以用。如果是阴亏血热,就不用这一类的药了,加上天冬、生地、地骨皮,甚至可以用点茅根。妊娠期茅根要慎用,因为它凉血,我治妊娠期感冒的时候不用茅根。虽然书上没有写它属于妊娠禁忌药,但它毕竟有凉血作用,凉血、动血的药此时都不用。我用芦根,我不用茅根,不用双花(金银花),我用荷叶,荷叶收敛。

再比方说月经先期的时候,天冬怎么用?

月经先期属热性的多,可由阴血不足导致,或由下焦有虚火导致,这样的月经先期,在什么时候加入天冬?我们认为天冬主要是走下焦的,它跟麦冬不一样,两者一个入肺一个入肾。治疗月经先期,要看患者就诊时处于月经的哪个阶段。如果月经先期属排卵期短的,就在月经后第五天加上天冬,但注意不能按 20 天给药了,要随时调整药。如果月经先期属排卵后黄体期短的,就着重在排卵后期,也就是黄体期加入天冬。

那么当归,什么时候用它呢?当归辛温活血,虽然有养血之功,但它有动血的之弊。所以,为了避免其动血之弊可能对妊娠后的胚胎造成影响,患者基础体温上升后我们就不用当归了——虽然体温上升后不能确定她是否已经排卵了且怀孕了。如果要用,比如滋腻养阴的药有点多,想用当归佐一下,那么用药时间控制在基础体温上升后的七到十天之内。为什么是七天到十天,之后就别再吃了呢?因为过了这个时间点,如果患者有好卵,该排已经排了,该有自然就有了,如果我们继续用当归就可能有两个"过":一个是动了她已经形成的胚胎;再一个,可能干扰了她正常的月经来潮。

临床就是这么灵活,你们要学会举一反三。

月经后期的治疗

咱们说月经周期延长,这个延长,不好限制它到底是多少天,反正是后错了。这样后错的时候,在月经第 5 天,加重活血养血药,目的是来缩短月经期后这一所谓的雌激素阶段,同时也促进了肾气的活跃和血海的填充。换句话说,就是促进卵泡的生长和成熟。结果能不能达到这个目的,不好说。前面那个患者,做试管婴儿的,取了 25 个卵,都不成熟,不也是没有成功吗？不成熟的取出来，一点儿意义都没有。

所以我们在治疗月经后错的时候，要看患者所处月经周期的阶段。绝大部分患者是月经期后到排卵前期这个阶段比较长，在这个时期就可以一开始就加大活血药的使用。如果阳虚者，就加温经药；如果阴亏者，就养阴。这个养阴要注意：这个时候的养阴不用旱莲草，不用熟地，可以用石斛、地骨皮、玉竹。还可以用槐花清大肠热，瞿麦也可以用，桃仁也可以用，这就活血了。如果脉象非常弱，就用阿胶珠、枸杞子、女贞子来补益。如果一看那患者的情况不会马上恢复，那么活血药要慎重，用量要少，根据脉象的恢复情况慢慢地加。也许下个月，或者再下个月，血海就自然填满了。就像杯子里面没有水，而你非得晃荡它，晃荡半天不还是没水吗?！

至于什么时候用活血药呢？看月经已经过了十五六天，基础体温还没升上去，这个时候可以血分药用大点量，加上红花、路路通之类，还有车前子，这个时候也可以用上。所以这用药，太活了，用起来太活了。

关于多囊卵巢综合征的认识（答弟子问）

弟子：老师，您怎样认识多囊卵巢综合征？

柴老：从历史上看，一九三几年，外科的医生就已经认识到多囊卵巢的一些症状，那个时候用楔形切除，切除后把卵巢内部暴露出来，有个别的患者可以怀孕，这种是暴力型治疗。

从我自己的角度我是这么认为的：多囊卵巢就是卵泡发育得嫩，它不成熟。我们说实的、充满的、成熟的果实，它的种子才能再用来种庄稼。这就是选种的过程。卵泡应该也属于这一类情况，因为只有其充实了才能受孕。卵泡的大小不能反映卵巢功能的好坏，卵泡大小只是你看到的它的形态，但是你看不见它的实质。就像看一个人似的，瞅着挺漂亮的，品质如何不好说。拿卖橘子来说，你们知道那个金玉其外、败絮其中的故事吧？咱们可以把它引来做这个形容：看着外表特别漂亮的橘子，可是打开以后里面都已经变质了。多囊卵巢的这个卵巢，瞅着挺大，里面的卵泡没有发育好，或者是卵泡虽然是大的，但它不含有它应该具备的很多东西，没有经过一些健康卵泡的正常生理过程。

所以我治疗多囊卵巢这么多年，从临床见到的患者虚性的比较多，而且这个病的特点之一就是虚,不管它是热性的、出血的,还是不来月经的,它的脉都是弱的。比如说脾肾阳虚的也好,或者是下焦湿热的也好,凡是多囊卵巢的患者没有一个脉是滑的,是有力的,这一点我还是敢这么讲。为什么?就是因为她卵泡发育不好。而卵泡发育不好,她的脉象绝对起不来,这是中医的特点。这脉象(根据上下的语义,这脉象指的是"滑脉")可以代表很多——代表怀孕,代表走得急,代表体质壮,代表运动后,代表湿热,代表有活跃性的炎症等等,甚至于妊娠。但是对多囊卵巢患者来讲,不管她在哪一个阶段,她的脉都是细的。这一点你回去要把病历好好地总结一下,把这数据拿出来,这是很有意义的。

弟子:多囊卵巢综合征咱们在治疗时的主型是脾肾阳虚型,其他还分几个型吗?还是就在这个主型的基础上兼有什么症?比如脾肾阳虚兼夹瘀型?

柴老:可以,可以。治疗的时候加减就行了。你不要分这么多型,分这么多型将来别人学起来也困难。假如说我舌质比较暗,肚子里有胀坠感,那我可以加一些活血药,或者经期加一点活血药;如果是有寒凉的,下焦湿寒的,你可以加一点温经的药。总之,你在用药加减里变化,不要给它搞分型,搞加减就可以了。

弟子:还有就是关于治疗周期的问题。咱们是以 20 天为一个周期?还是在治病的过程中,根据脉象的变化,比方说一开始的时候脉比较弱,咱们养血补肾为主,等血海比较充足、脉有滑象的时候再进入下一阶段?

柴老:20 天一个周期不行,绝对不行!这个病的治疗周期,没有 6 个月,你根本看不出来。疗程最少半年。半年才相当于治 3 次,一个卵巢治 3 次。我的观点是,没有 1 年时间,你看不出患者根本的变化。因为这个病,以虚为主,但你又不可能大补,因为她又有湿在里面,所以你只有化。如果开始就用补药的话,就把湿补在里头了,她的卵更排不出来了。

弟子:这个病的治疗,也有人用中药人工周期法,您怎么看?

柴老:我觉得建立这个人工周期,中药做不到。怎么建立人工周期?她闭经十余年了,人工周期怎么建立啊?没法儿做到。

用西药建立人工周期,能吃点雌激素,再上加点孕酮,月经就来了,但中药不可能做到啊!用西药建立人工周期那是人为的,看她体内缺什么,就给补什么。我们中医不是。我们是她根本不行,我们先扶着她坐起来,慢慢地再走。渐进地,就像小学生上课似的,你现在上一年级了,那么再慢慢地上三年级,逐渐地不就毕业了吗?

治疗要注意扶正,祛邪扶正,调经养血。而调经养血本身也是扶正祛邪。所以这个观点一定要有。所谓的中药人工周期法,我是不赞成的。它不可能做到。中药不是激素,怎么能用来建立人工周期呢?有好多人说,我就是建立人工周期。人工周期你怎么建立呀?她更没有月经了。所以中药没法用来建立人工周期。

弟子:治疗可以分阶段吗?

柴老:没有阶段。看辨证,你必须要辨证。

子宫内膜异位症的临床治疗思路

对于子宫内膜异位症,我的原则就是已经异位了,巧囊(编者注:巧克力囊肿,简称巧囊)形成了,那就看巧囊的大小:巧囊在 5cm 以下、不会出现破裂就以保守治疗为主,或者是咱们治疗的同时让她和西医院别断了关系,定期检查着。对于这样的患者,我是不主张她积极地去做手术的。这是我多少年来的思维——就是尽量让患者先怀孕,怀上了、生完了之后,再愿意怎么做手术切除,就怎么切除。

这个观点并不是咱们以前没有认识到,而最近才认识到的。以前作为一个中医就有比较善的那种思路——就是保留状态,尽量少地损伤组织——是这样一种维护整体的中医思维。

而现在呢,研究证实了子宫内膜异位症手术之后复发的不少见,卵巢早衰的也不少见。这就是手术损伤了局部的卵巢组织和卵巢的血液循环。在分析病情的时候,应该考虑到手术后异位的组织肯定被破坏了,大部分或者小部分的卵巢组织,尤其在卵巢表面,可能会有两个表现:一个是堵了,局部瘢痕阻挡了那一部分卵巢内的卵泡从表面排出,这可以理解不?可以这么推理吧?再有一个,如果做手术,肯定要切到病灶下面的正常卵巢组织,而卵巢是非常娇嫩的组织,切一点就少一点。一个"盖"(编者注:即上文说的"堵")一个"杀"(编者注:即上文所说手术导致正常卵巢组织受损),卵巢功能就受到损伤了。不管如何吧,会形成一些咱们眼睛看不到的一些瘢痕,瘢痕会影响卵巢的血液循环,从而出现卵巢早衰等等。

但是我开始真的没有这么多思路,是最近才越来越意识到这个问题。前段时间听了一个关于子宫内膜异位症的学术报告,这个学术报告里西医已经改变了他们的思路。不是你们老师思维好,是中医这个学术特点决定的。中医是以保护患者的原始状态不受损害这种理念为主导。当然,如果是肿瘤,那咱们就要破坏了,这里咱们暂且不管它。

还有一点,就是咱们应该承认中医是不可能治愈子宫内膜异位症的。不可能! 异位组织是内膜的移位,不可能把它移到外面去或者把它消掉,但是我们能够改善它,为患者争取这个她生育最佳年龄的时间段,在这个时间段能让患者有个孩子,以后再走常规的治疗。这是我们医生应该考虑的。对患者要非常和缓地解释,不要生硬。咱们门诊这种例子有很多。你们记得有个叫赵某某的患者,不就生了吗? 当初西医院说她必须做试管婴儿,后来就找我治疗,结果怀孕了,现在孩子都满地跑了。

再有,我对于这个子宫内膜异位症所谓癥瘕的概念,是这么认为的:因为这种子宫内膜异位的组织它是有内分泌功能的,它有内分泌功能,所以不能作为所谓的癥瘕对待,这就是咱们的特点。在治疗过程中不能大量地去破。这是错误的! 因为你不能改变它的周期,因为它是受卵巢血行、内分泌的影响,这点你们要记住。就这么说吧,你们记得我不按正规的癥瘕对待它,因为它是受内分泌影响的,谁按照癥瘕来对待它,说明她的学术思路太窄,不清楚这个病的生理、病理。

子宫内膜异位症的治疗要注意几点:一个就是还没有生育的患者或者说有生育要求的患者,不要抑制她卵巢的功能。对我们来说就是不用苦丁茶、寒水石等这一类可以抑制卵巢功能的药。因为我们知道卵巢功能受抑制的时候,子宫内膜也受到抑制,患者的内膜异位症状肯定是减轻的。但是因为患者有生育要求,所以即使这类药我们用了很有效,但在那个阶段我们也不用。

然而对于已经有了孩子或者没有生育要求的患者,并且其月经量不少的,可以在辨证治疗的基础上加上瞿麦、苦丁茶、金银花来减轻内膜异位的症状。瞿麦和金银花这两味药,我常用在子宫内膜异位症的治疗上,对这个病来说,这两味药可以算作是对药。或者用川芎也行,川芎既止痛又活血,又能够除湿。这就是我说要注意的这些。

如果患者月经周期短,用瞿麦的同时要加牡蛎。牡蛎和瞿麦同用,起到软坚散结,又除湿解毒的作用。但不能用覆盆子这一类的药,因为牡蛎本身虽然是固涩的药,但是其有软坚之性,而用其他固涩的药,就没有这个效果。

妊娠期保胎用药

妊娠期用药的原则,不管她的疾病如何,但大法不变,大法就是"固":固冲安胎、固肾安胎。接着再根据患者的舌苔、脉象、症状,判断是清热安胎还是养血安胎? 就是这些方法。

黄芩是一个安胎药,它是入肺经的,但咱们科从刘奉五刘老开始就是用黄芩安胎,有出血的患者就用黄芩炭。我喜欢用走下的、固的药,比如莲须、旱莲草这一类的,还有侧柏。但是用的时候要考虑脉象的活跃程度:如果是脉象特别活跃、又有出血的患者,那么就应该加大清热、止血的药。

还要注意忌用一些药,比如走大肠的地榆炭,还有藕节这一类的。藕节我不太喜欢用,刘老喜欢用藕节、藕节炭,我总觉得藕节它走血,入血分。要凉血,不如用荷叶、侧柏。

又比如说大便不好、呕吐明显的,治疗要以顺为主。人体有三个脏腑只能顺、降:一个是肺,肺是脏,胃和大肠是腑,只能顺。所以,咱们讲过:阴血聚于下以养胎,下焦实盛,气逆犯胃,引起呕吐。这说的是妊娠以后,由于阴血向下聚于下焦来濡养胎气,相对的下焦气血偏盛。如果是孕吐,我是以顺的方法,疏通、和胃降逆安胎。这肺气要是不降了,人就要咳嗽,就要喘,所以它必须降。胃也必须降,不然就逆蠕动了。大肠要不降的话,就便结了。所以说很多人没有意识到这个妊娠呕吐引起来的酸中毒,是由大肠毒热溢于血分引起来的酸中毒。另外一点,大肠不能传导,胃气上逆,引起呃逆,就是恶阻,叫恶阻,就是不正常地往下,"阻"就是阻隔的意思,所以治疗就应该以顺为主。像(20世纪)60年代的时候,我用大承气汤治疗那个特别严重的恶阻患者,用大承气汤以后,大便一通,就好了。这启发了我的思路。后来大承气汤不敢用,用调胃承气汤;后来调胃承气汤也不敢用了,就用瓜蒌。瓜蒌我最多用过2两,就相当于现在的60g,那时有个几次因酸中毒住院的恶阻患者,之前反反复复地住院,用瓜蒌以后,大便一通畅就完全恢复了。

现在应该记住孕期常用药的几个问题。还有一个,我觉得这柴胡应用的时候应该慎重。柴胡是个升提药,补中益气里头有柴胡,但是我觉得柴胡容易引起气血上逆,气的上逆,会影响这个胃气的顺降,这是其一;其二就是,柴胡会影响胎儿的性成熟、性发育,因为柴胡毕竟有启相火之弊。这是中医的说法。当然,西医不能意识到中医里肾气它到底是什么。我用保胎药的时候,我不用柴胡,我怕对胎儿有损伤。所以一定要忌用一些有启动相火功能的一些药物,临床要特别慎重。这一点一定要注意!因为要以防后患啊!也可以说这是咱们这个师门的特点。

妊娠期用药禁忌

女人怀孕或者是有怀孕要求的,千万不要用紫草,千万不要用苦丁茶,寒水石对于有生育要求的人也不要用。就这几个药一定很慎重。瞿麦也是妊娠禁忌药,还有八正散处方里面这几个走下的药,妊娠期都不能用。

咱们要掌握一个原则,就是既治了病又保护了自己。这是原则,一定要保护自己!只要你出了事,哪怕治好一百万个,就坏那一个,就把自己抹得黑黑的,挺不值的。

还有一点,合欢皮在妊娠期是绝不能用的。合欢皮可凉血活血,我想合欢花也会有同样的作用,那就也不用。如果我想凉血或者是养阴、疏肝,怎么办?用白芍,用一点柴胡,这样我同样可以达到你用合欢皮的目的。但是柴胡别多用,白芍也别多用。平时妊娠期我很少用白芍,但出血的患者用白芍好,它既敛阴又养血,还柔肝。女人不就这几个方面嘛!一个是大怒伤肝,肝气不足、提不住也伤肝,但我自己觉得白芍敛阴程度比较强。

关于益母草,有好多保胎药里都有当归、益母草,但是我们不用。我的意思我不是说过嘛,既治了病又保护了自己,这是我们做医生的最大原则。

黄芩苦寒,黄连苦寒,那我用地骨皮不是更好吗?你胃不好,我用荷叶。像黄连,书上说它是可以保胎的,我不太爱用,因为什么?太苦了!太苦对患者是一个反刺激。黄连走中焦、厚肠胃,厚肠胃就是保护肠胃、健肠胃的意思,大便稀可以吃黄连,但是妊娠期保胎不用黄连,你可以用侧柏炭。这就叫传承,这些书上是没有的。

有些舌苔比较腻,白腻苔,尤其是夏天,有一些暑湿迹象的患者,比如妊娠恶阻、呕吐的,你可以用荷叶,但是不能用旱莲草、阿胶珠这一类的,阿胶珠咱们是不用的。旱莲草它滋腻,虽然走下,但不如用覆盆子和地骨皮,它们又固肾又清热,就比你用旱莲草清热治下焦之阴效果好。

流产后用药的思路

关于流产后的用药我有一个思路,那是 2002 年的时候形成的,原方我记不住了,我就大概给一个思路。我考虑什么呢?一个是应该考虑她肾的损伤。我用的是寄生,寄生和川断是补肾的,并且既补肾又走血脉,川断走血脉,寄生也走血脉。假如你用枸杞子、覆盆子,这个方子就错了。因为流产后你还要排瘀。这种瘀,就是流产后子宫瘀滞、残留的东西,咱们叫客夺主位,一定要排出去。

从现代医学来讲,宫腔瘀滞、残留的东西排出去以后,可能造成感染的细菌培养基就没有了,避免这样一个后患。流产后用药一定加上益母草,益母草现在看起来主要是能增加子宫收缩。还有清热解毒的药在方子里也是必须有的。这个清热解毒的药你们就自己选择了。你们看到我在这种情况下经常用的是鱼腥草。我为什么用鱼腥草呢?鱼腥草按道理讲它是入肺经的,但之所以选择它,是因为:第一,它药源广泛;第二,关于鱼腥草的实验室药理研究做得非常多,它对病毒、支原体,以及一些感染性细菌的效果都非常好,所以鱼腥草我们可以用。同时,还要用益母草和川芎来带动鱼腥草的作用。为什么这么说呢?因为鱼腥草它自己不能入下焦,所以用川芎和益母草来带动它"走"到下边去。

这样一来,流产后可能出现的感染问题、瘀滞问题、肾的损伤问题都考虑到了。最后别忘了,还得给用点走气分的药吧?所以方子里用点儿香附,这样方子就完整了。

输卵管积水的治疗

关于输卵管积水,其机制就不讲了,它属于盆腔慢性炎症的一类。我现在别的病不怕,什么排卵障碍、功能有问题的,就怕输卵管有问题。输卵管的管腔太细,用多少药药效能到达输卵管那个点?再说哪个中药的药效能到达输卵管,书上也没有记载。我们目前能说的也只是我们自己感性上的一些经验体会。

对于炎症,西医就是进行抗炎治疗,急性炎症抗炎效果好些,但是慢性炎症如果引起输卵管局部的僵硬,这是难以改变的。而中医的气化作用和温动局部的治疗真是对此有作用的。

对于输卵管的这类问题,我不敢用橘核,偶然会用点荔枝核。我温化的方法主要是用桂枝、川芎加荷梗。荷梗,它主要起到一个通的作用;川芎,走血;桂枝,走气化,其他的药就无所谓了,但这三味药要记得! 假如有积水,实际也就是炎症,我没有把握水消了以后输卵管还是通的,这个我没把握,但是中药消积水的效果真的不错! 还可以加薏仁米 15g,桂枝就用 3g,加杜仲温肾走下,最主要的就是这些药了。

其他的药就根据当时的情况自己考虑了。比如伴有疼痛,加元胡;月经量少的,加点茜草;有湿热,还可以加点野菊花——我现在不怎么喜欢用野菊花,我喜欢用白头翁。白头翁,也是清热解毒的,但它是走大肠的,可以理解为它治疗杆菌的。所以白头翁和野菊花同样是清热解毒药,如果盆腔有些残留的细菌,白头翁可能比野菊花效果好,这我自己的想法。

还有一点,在这种情况下,我特别喜欢用三七粉。三七粉活血化瘀散结。到这里,这方子里还缺一个药留给你们回答,一个祛水的药,你们说说看? (学生答:处方里已经有薏仁米了。)薏仁米是化湿,但它不直接祛水。还是我说吧,你可以加萆薢,加瞿麦,这方子好吧?

乳腺病的治疗

乳腺病的治疗,一个方面呢,要注意患者的排便情况,一个方面呢就是如果患者有结节的话,就要考虑到用浙贝和郁金。郁金是个引经药,它是个疏肝解郁而且有温性的药,可是我不喜欢用郁金,因为有温性或者在疏解的过程中,它必定要散阴,懂这个意思吧? 要消耗阴液。这个时候就用合欢皮。合欢皮,既清热,又疏肝,还有点凉血活血的作用。合欢皮的用量是 6g 左右,因为书上讲只是用 2 钱。再说大便的情况。如果患者大便不干,怎么办? (学生答:瓜蒌皮!)对,真棒! 用瓜蒌皮。

还有一点就是要注意到患者的月经量,这个你们没有想到吧? 我在这里面有一个周期用药的观点,周期用药是咱们的特色。如果是月经周期短的患者,在月经干净以后,用药的时候可以加一点收敛的药,比如白芍、旱莲草,用它们可以稍微敛敛阴,但不会影响大局。这里面要配什么药呢?活血药! 要配活血药。可以用点泽兰,少用点儿丹参,这都是要用的。当然,如果患者的月经量特别不好,那就随机应变吧。如果患者的月经量多,在这个时候,可以用一点补肾的、固肾的、清热的药。清热的药要用,但是不能用止血药,因为这个时候患者正好处在她月经周期的经期阶段,不要干预她正常的月经来潮。

再有一点,乳腺病的患者,有的伴有泌乳,有的不伴有泌乳的,这两种情况要再进行区分。有泌乳的,应该先通后止;没有泌乳的就无所谓了。但是一定要考虑到她的激素情况,一定要问泌乳素的水平,还要考虑其他的相关检查。

关于月经量的问题,月经量对于这个疾病用药很有特殊性,有些人意识不到经量。咱们一定要注意到经量。

(学生问:这个长短是指周期吗?)

对,周期。周期长,你用药就可以大胆一些,化的药就可以大胆一些。如果周期短你就要非常慎重。你要保持人家正常的生理期。否则的话,你一个劲儿地往下通,一破更麻烦了! 你摁了葫芦这个瓢又起来了,懂这意思吧?

还有几个药的用法我要特别地说一下。一个就是在这里柴胡的用法。我不是特别喜欢用柴胡,但是非常必要的时候也用,一般用量也就 2g 或 3g,疏解一下、清一下肝热。

还有一个是生麦芽、浮小麦、焦麦芽的问题,这一类的药。你们要很好地分析一下它们的区别。小麦也是麦子的一类,所以最近对于妊娠的患者我都不用浮小麦了,这个没有书上报道,但我们要慎重。养心安神,可以用点儿远志,用点儿百合,不同样地可以达到目的吗? 为什么一定要用浮小麦? 浮小麦毕竟它有动的作用。再说生麦芽、炒麦芽,实际上有些书上生麦芽和炒麦芽根本不分。浮小麦它也是麦子,它只是瘪,懂我的意思吗? 所以在治疗乳腺病的时候,有泌乳的患者绝对不用它们,因为这类药毕竟跟乳房有关系。咱们止乳、通乳和回乳的时候,不都用这一类的药吗? 那我们这时候就躲开它。

（学生问：那先通后止，那这个通，用什么？）

先通后止，你可以用丝瓜络、桔梗。你想你通的是什么？你通的是她的乳管啊，用这些药的目的是避免她乳管不畅。

（学生问：不用麦芽这类的？）

麦芽是从上走，麦芽是通乳的。既然麦芽有通乳的作用，那么从现代医学来讲，还是考虑它跟泌乳素有关系，到底是什么关系？我们没有验证，可是我们认识到了这个现象。

乳腺病的治法，不能光通、光消，我们要考虑到患者的生理状态，这就是咱们的优势和特色。

第三节 妇科常用药讲析

编者注：柴老临证以药少力专、性味平和、组方灵活为特点，对于药物的理解和把握，柴老往往是处方时随遇随讲，所以同样的药物在不同的配伍中，其作用各有所侧重，所以相关内容可能会有些重复。另一方面，由于是诊间讲课，故又难免经常被患者的各种问询打断，显得内容有些意犹未尽，或者戛然而止，甚至于零散。

本节每个标题中所列药物并非药物组合，而是柴老讲课过程中涉及的主要药物，特此加以说明。

本节挑选的是柴老讲解药物时相对独立的内容，按照笔记的时间顺序进行整理、排列，以供同仁参考。

当归在妇科的使用

我想今天把当归给你们讲了，我就只局限于妇科用药。

ER-2-1

柴嵩岩讲
当归用法

我理解当归的药性，它是辛温之品，有辛温之性，并且走而不守，在个别情况下它有化瘀、散结、消癥的作用——有这个作用的一定是全当归。当归头是止血的，当归尾是活血的，当归身是养血的，它们是这么区别的，但现在根本做不到这样细致地去区分用药部位。

当归走而不守，我印象中它是走四肢的，它不像川芎那样入血海。因为当归有动性，有些年轻人，特别是青少年时期最好不动血，还有老年时期，如果你想用当归养血，最好配上地骨皮。地骨皮跟枸杞子是同一个科的，有医家对地骨皮的评价特别好，说它"清下焦虚火，清而不寒"。在妇科，不能用太寒的药，因为有月经周期的考虑。所以你们在写书的时候一定要写咱们周期用药的特色。

比如月经量少,周期长,用当归。周期长我指的是周期在 28 天以上,我用当归。如果 22 天来一次月经,就不用当归;或者想用,但在什么时候用呢?可以在经期来前三五天用。以前都是一个礼拜看一次病,或者十天看一次病,现在是逼到这儿啦(编者注:柴老指现在因外地患者复诊、挂号困难,病情复杂等多种原因,经常给患者开 14~20 天的药),实际上妇科不能一开药就开一两个月的量,她可能变化很大。所以在周期短的情况下,比如周期小于 25 天,如果同时月经量又少,又是需要用当归的时候,就在月经前几天用上当归,这样不会干扰她的周期。不能由于医生的用药又加重了患者周期短的弊病。这一点一定要注意!如果要周期长,大于 35 天,那就可以在月经第 5 天就用当归。周期的问题和月经量少的问题就都解决了。这是一方面要注意的。

还有要注意的就是大便溏的患者,不用当归。如果大便正常,周期短,你想用活血药怎么办?你可以用丹参,用益母草。如果周期长,大便又不通,当归是我们最好的选择。这里还涉及一个排卵的问题:如果周期虽然短,但雌激素阶段比较长,用当归的时候一定要配一个药,在这种情况下,想促进排卵,可以加上杜仲往下走,加上瞿麦往下引。

祁老(编者注:著名中医儿科专家、原北京中医医院儿科主任祁振华)在的时候,他喜欢当归跟首乌一起用,用于治疗肝脾肿大,首乌用的是炙首乌。中医院在 1956 年的时候,用首乌片治疗脱发,我也给患者用过。但是我发现问题了:首乌片能够引起荨麻疹,所以不要常用。荨麻疹在治疗的过程中——我这跑题了——假如你们外科大夫在治疗荨麻疹的时候,要考虑到阳明,一定要清肠胃之热,这一点一定要注意!荨麻疹的产生绝大部分跟肠胃的积滞有关系,治疗时不要一味地清热凉血。

我再说两句当归。假如临床用当归的时候,又担心当归动血,可以加上旱莲草。再有,当归跟阿胶珠的区别。什么时候用阿胶?虚的时候、没有痛症的时候用。因为养阴药一定有敛性。所以你们看我的方子,我用养阴药的同时,一定会用一点儿荷叶,或者是枳壳,也许再用一点陈皮,或者是配上三七,具体用什么要根据情况来选择。有疼痛、月经量少,想用当归,可以加上炒白芍,不用白芍;赤芍,我不怎么喜欢用,因为它敛阴还有点活血,会干扰咱们整个思路。但赤芍是你们外科的常用药,你们怎么配伍根据你们遇到的具体情况而定。

温性补肾药：菟丝子、覆盆子、杜仲

下面讲讲温补性补肾药物的临床选择。别的咱不敢说，咱们就讲妇科的情况。

首选，我是喜欢用菟丝子的，菟丝子是温性药物，比较平和，因为籽多，所以一直被临床作为不孕症首选的补肾药物，它性温，热性不大，所以它可以跟各种性能的药物合用，但是总不能用一些寒凉的药物吧？咱们讲的是平和的药都可以用，细致的内容等有空再讲。它还是很好的保胎常用药物。

覆盆子的功能跟枸杞子差不多，但是它有止带的作用，这个带指的是寒性的，是带脉不足、带脉虚损导致的，这样的情况下这个药可以用。覆盆子和菟丝子常常在安胎时合用。但是要看情况，这就是我的体会了。如果是在患者出血有下坠感的时候，或者是有先兆流产趋势的情况下，覆盆子的用量要加大，要大于菟丝子；如果病情比较平和，保胎的时候它们俩的用量可以平均，也可以加大菟丝子的用量，比例倒过来。

杜仲，是一直被认为是补肾的圣药。杜仲它走督脉，对不对我不好说，这都是以前的记忆了。它走督脉，所以对腰痛、脊髓有毛病的患者，用杜仲好。几百年来保胎的成药里基本上都有杜仲，而且很多药物学里都在谈杜仲有安胎之功。但是最近这 20 多年来这个观点没有被临床进一步证实。现在已经有学术观点认为不能用杜仲保胎了，因为杜仲走下，对胎儿不利。咱们保胎的时候，不用杜仲了，别人用，咱们不去评论，心里明白就行，我不这么做就可以了，一定要有自己的风格。还有如果是慢性盆腔炎、月经量少、下焦虚寒的、粘连的、输卵管不通畅的患者，同时又有肾虚症状的就可以用杜仲，这时覆盆子就不能用了。因为覆盆子有固性，阻碍了粘连的分解。用菟丝子没有意义，因为菟丝子没有散性。杜仲就很好，走下，有动性，所以我治疗多囊卵巢的方子经常加杜仲和车前子，它们是同时走下的。

首乌、脱发治疗思路及其他

首乌用于治疗脱发，门诊挺常用的。我原来跟祁老学的用首乌，祁老用首乌主要是补中气，和黄精一起用。生首乌是有毒的，咱们现在用的都是制首乌，药房开的一般都是制首乌。处方写何首乌时，药房给的也是制首乌。如果你要用生首乌,是要签字的。生首乌是有毒性的,给女性患者用时,应该特别谨慎。

我也用首乌,但用量不敢太大。首乌有致过敏的问题,我自己亲身遇到过,也有报道,它主要是导致荨麻疹。

20世纪50年代的时候我们医院有一位姓辛的老大夫,名字我说不上来了,他专门用首乌治脱发。但是我自己的体会是首乌治脱发不行,我不是否定人家的经验,我自己觉得首乌不行,是因为首乌有滑利之性往下走。

昨天晚上我想了一个方子,我觉得脱发用什么比较好呢?双花(金银花)和川芎。我自己分析这个方子。用双花,因为我一直认为脱发是属于毒热影响了毛囊,当然所谓的肾亏脱发是另外一回事,还有年龄的问题,多产的问题。咱们讲一般的、突发性的,除非是精神因素——精神因素也是毛囊本身起变化了。所以这类的脱发,我认为是毒热。双花清热解毒,川芎治巅顶,走上,引双花向上走,而且养血,有动性。这个动性能不能使其对毛囊的活跃起到作用?这是一个推理。

说到推理,还记得那个高泌乳素的患者吧?她有泌乳素增高和闭经的病史。再问,果然她小时候就有吃麦芽、喝大麦茶的习惯,推理推出来了并验证了这两者之间的关系。因为我认为回乳和通乳时麦芽都是君药,麦芽一定对垂体有影响,这是推理。当你在讲课的时候,如果提到这个病例,你只能说曾经遇到过这样一个现象,我自己的推理是这样的。但假如临床只遇到过一例这样的现象,能否再推广,还需要更广泛地来进行观察。这提醒咱们将来研究垂体病的时候要注意多推敲一下病因:一个是毒热,一个是饮食的问题。

祁老用黄精补中气,黄精也是个补气的药,比较稳,妇女用药还是以稳为主,大量的人参、黄芪对妇女来说,除非是急救用药,不然的话不行。

记得我好像说过有关生脉饮的急救作用。生脉饮里有五味子,五味子酸敛入肺经,可是又有增加平滑肌收缩的作用,所以妊娠期绝对不用。怀疑有早期妊娠可能的患者,也绝对不用五味子。所以说急救药生脉饮,那是一种误解。跟独参汤不一样,实际上生脉饮在妇科主要是用于产后无名高热。

如果遇到产后无名高热我给你们开一个方子。我印象这是1966、1967年的事情,我们到外院会诊高热不退的一个患者,我们当时用的北沙参、麦冬、五味子,人参没敢用,用的北沙参,还有青蒿、丹皮、茜草、益母草,这里面包括我现在开的药,那会儿的方子让我全记住我可记不住了!还有百合,可能还有一些清热解毒药,但是真正的是上面这几味药。这患者原来一直拿冰袋降温,同时几个电扇吹着,那时候没有空调,一直是高热不退,后来吃了这一剂药体温降到38.6℃,我们还等着会诊,后来没让再去了。那个时候,社会环境特别复杂。能不能治好咱们不敢说,但是毕竟不让去了,非常遗憾!

葛 根

20世纪60年代末,具体时间我记不清了,上海专门出了首乌片,纯的首乌制剂。那时候有两个成药用的是单味药:一个是愈风宁心片,一个是首乌片。

愈风宁心片的成分就是葛根,主要治疗高血压。我接触不到高血压,但是我尽量不用葛根。葛根毕竟它是走半表半里的,是解肌药,所以它必定有升性,有动性,所以用葛根的时候我都是很慎重:一方面用量用得少,另一方面我是要配白芍的,或者加旱莲草同用。

此外,想走督脉的时候,我喜欢用葛根。为什么呢?书上没有讲它是走督脉的药,但是别忘了《伤寒论》里葛根汤的"项背强几几","项背"实际是督脉所在的位置,所以这是自己的引申。当遇到这种颈背以上的病,我喜欢用点葛根来引经,我不拿它来治病,所以用量都很小。

刘寄奴、女贞子、山萸肉、血竭

我刚才开了刘寄奴,我就想起来咱们科里原来有个丁化民,丁老,是我们妇科最早的元老,他喜欢用花蕊石和刘寄奴。我不太喜欢用,这是个人习惯问题。为什么?它破性大。如果你要想破血,那就用刘寄奴。但是盆腔的肿块,千万要注意,不要用穿透的药,不要用破血的药,不要用过分的理气药,这个你们一定要注意。盆腔有脓肿一类的,不管是属于哪种性质的肿块,都要慎用这些。因为一旦破裂了,是会要命的事!我觉得医生,第一要给人治好病,这是咱们自己的本职。第二,别出事,别显示自己本事大,所以这一点一定要特别慎重。

破性的药,咱们临床常用的有皂角、皂刺、元胡、川芎、路路通,我可不是查药典,我也想不起来那么多。这些都是带动性的药。如果盆腔里头有肿块,用什么?用三七。三七,多本分呐!这个是最好的。你还可以用浙贝。如果你要走下补肾呢?我不建议用杜仲。杜仲,书上讲它是有安胎的作用,但是它也有通利和走下的作用,所以在常用的保胎药里不要用它。但是你用杜仲错不错?我觉得不算错误,因为哪本书上都写杜仲有安胎的作用。可是从经验上看,大概这几十年来,基本上我不用杜仲保胎。

还有一个药是覆盆子,上回我讲过。覆盆子,主要是针对虚性病证起到固冲、安定血海这样的作用。假如要保胎,可以用点黄芩,这样就解了覆盆子的温性。

还有就是山萸肉跟女贞子。我为什么不喜欢用山萸肉?山萸肉,很多大夫认为它有滋肾水、走下焦的作用,比如它在六味地黄丸里。但是别忘了,它有温性,味酸。现在我们患者的病症不是出血,就是多囊卵巢,或者是卵巢早衰,要不然就是月经后错,要不然就是不排卵,都是属于一种虚的证候,需要我们用激发她的那种治疗思路。当然,不是说每一个人都这么做。所以山萸肉虽然能滋肾水,但是对我们妇科来讲,用时要考虑好。如果是月经量少、月经后错、闭经、这类的患者,或者是有炎症的患者,都不宜用酸敛之性的东西。所以山萸肉我有的时候顶多用作佐药,佐一点儿。

女贞子我喜欢用,女贞子和山萸肉都滋肾水,但是它是甘寒的,它没有温性。女贞子对女人来讲能填充血海,清血海的虚热,对我们都很好。说到女贞子,就想到二至丸。有一本书上讲二至丸专门用来乌发,其组成为旱莲草、女贞子。旱莲草也是滋肾阴、补肾水。我讲的是山萸肉跟女贞子的区别,这个一定要注意。给人家讲课的时候,山萸肉是个好药,但是在我们妇科,有几个药用的时候要注意。当然如果她的体温是单相的,舌质淡红,脉是细滑的,你可以用山萸肉,因为她是属于下焦虚亏。如果是下焦虚热,用女贞子填充血海、补肾阴、养血清热。

刚才提到这个刘寄奴还没说完,刘寄奴破血作用大。现在做妇科大夫,我们一方面要治疗患者,一方面要保护自己。保护自己不是说自私。同样用药,你为什么非得要显得自己本事大呢?所以我不怎么喜欢用这些破血和活血的药物。另外,像藏红花、穿山甲,甚至于三七粉,这类的药我都不太喜欢用,为什么? 它太贵了!

还有血竭,它有两种类型:一种是进口的,我叫不上来是哪国的,反正是热带、东南亚那边的;一种是广西血竭。广西血竭叫广血竭。基本上它们的功能是一样的——活血化瘀、破血消肿、祛毒,这是我说的,不是书上的词。

川椒和川椒目

川椒作为内外都能用的药,它是比较安全的。像治疗外科病、皮科病的洗药里常用到它。洗药嘛,用量自己掌握无所谓。但是在内服药里,川椒的用量是3g,主要起到温经的作用,它是温性的。川椒目是寒性的,在我的印象里它可以去肾火,回去再查查,去肾火这个我说不准。但是这两个药的药性是绝对不一样的,川椒是温性的,川椒目是寒性药。

我们科里原来有一个刘大夫,已经不在了。他是孔伯华的徒孙,所以他治不孕症特别喜欢用川椒。按我自己的经验,如果基础体温非常稳定、恒定,一直在36.5℃以下的,川椒没有用,它动不了那么多。关于这两个药的区别,为了要找依据,我是看了书的,你们再查一查。

附:川椒和川椒目

川椒,为芸香科植物青椒或花椒的干燥成熟果皮。秋季采收成熟果实,晒干,去除种子及杂质。生用或炒用。味辛,性温,有毒,归脾、胃、肾经,具有温中、止痛、杀虫的功效,用治脾胃虚寒、脘腹冷痛、呕吐、泄泻等,常与干姜、人参、苍术、厚朴等配伍;单用本品炒热布包温熨可用于治疗腹痛;花椒还可用于蛔虫引起的腹痛、呕吐、吐蛔,常与乌梅、干姜、黄连配伍。

川椒目,为芸香科植物花椒或青花椒的干燥种子。秋季果实成熟时采收,晒干,除去果皮及杂质。味苦、辛,性寒,有毒,归脾、膀胱经,具有行水、平喘的功效,用于治疗水肿胀满、痰饮咳喘不能平卧,常与防己、葶苈子、茯苓配伍。

蛇床子、百部、巴戟天

蛇床子,它本来是一个内外同用的药。它可以外用杀虫,也可以内服补肾阳,它还有止痒的作用。止痒的作用可能是它最大的优势。我在用蛇床子的时候有两个特点:第一个是量用得少,一定要少用,用 3g,我不敢多用,因为它这个药有小毒,所以我用的量比较少。(编者注:第二个是用它来做佐药,兴动肾阳,来启动凝滞的肾寒,或者是肾凝滞的湿热、湿寒、湿邪。)

在这里我加一句,关于那个百部,《药性赋》说“百部治肺热,咳嗽可止”,它是走肺经的、清热化痰的药。但是百部也有小毒,它是一种杀虫药,实际上它就是可以杀毒嘛,中医杀毒就是杀病毒和细菌等。这个百部,我昨天也专门查了查这个《中药学大辞典》,书中关于它没有使用禁忌。尽管没有使用禁忌,但在孕妇感冒的时候,我会犹豫用不用百部,大多数情况我还是不用,我用玉蝴蝶和双花(金银花),这两个药更安全。

百部是走肺经的,为什么我在治疗下焦湿热、下焦湿毒的时候,也就是急性炎症的时候,反而用百部呢? 我是用它来做佐药的,百部在妇科不能做君药,臣药都用不上,只能做佐药。取它的清热杀毒功效,但它是走肺经、走上的,怎么办? 我们可以用别的药来带,引它下行。那么引经用什么呢?你们考虑:一个是川楝子可以用,在妇科急性炎症期可以用它。止痛的药在中医里面只有川楝子是清热止痛的,其他的药物都带有辛温之性。所以在止痛的时候,而且是有急性期炎症表现的时候,你只能用川楝子止痛,或者加上三七粉。三七粉它有四个作用,我之前讲过的消肿、散结、止痛、止血四大功效。在这里,我们用它来化瘀止痛。在妇科急性腹痛的时候,你可以用三七来和川楝子配合,这两个是不矛盾的。

咱们还讲蛇床子。蛇床子还有一个功能,就是温动肾阳,说兴动肾阳、温动肾阳都可以。它有温性,它可以兴动肾阳的启动。所以在有的时候我用它来做佐药,来启动凝滞的肾寒,或者是肾凝滞的湿热、湿寒、湿邪,都可以,用量一定不要超过 3g,一定要注意! 假如患者有慢性炎症、输卵管不通,又有排卵障碍,或者输卵管通不通无所谓,患者为排卵障碍,兼有慢性炎症,同时又是个虚证,那么用蛇床子,我觉得比肉桂好。

肉桂是守而不走,入命门的药。光守不走,在妇科来讲,不行。要走而守,而且有动性,你才能够启动凝滞的所谓的血海,这点是一定要注意。但是,你自己在用药的时候要很慎重。如果是在夏天,或者是个性格刁钻的这样类型的人,你躲着她走,你不用蛇床子,可以用乌药,也可以用荔枝核,量都要减。当然也可以用香附。

原来咱们那研究所的王所长,我跟诊过他一段时间,香附他用二两,就等于60g,我不敢用。香附我用过15g,但是我觉得意义不大,还是走正常量,10g。

所以我一再地强调,同样想补肾,杜仲你为什么非得用20g呢? 你再加一个川断不是很好? 你用有共性的两个药的正常量,同样达到目的。你不要玩票,科学是没有票的,也不要耍飘,搞科学、搞医学的人一定要一点一滴、一点一滴地去做。

再说巴戟天。巴戟天也是温动肾阳,治阳痿——虚性的阳痿,性功能低下的药。这个药绝大部分是用于男性。但是这么多年来,我补肾阳基本上用仙灵脾,仙茅我不喜欢用。仙茅要慎重使用,一定要慎重! 尤其是在春天,千万别用! 但是巴戟天,我的用量为3g。有人用一两(30g)、二两(60g),女人受不了。女人是阴性体质,用大量的温补药,结果可能反而扰动了血海,加重了病情。所以巴戟天也好,仙灵脾也好,虽然我喜欢用,但是我一定在这些药后面跟一个地骨皮,用地骨皮来缓解温肾药的热性对下焦的鼓动,同时地骨皮还可以养下焦之阴。

本来巴戟天是男性必用的,我后来为什么又用上巴戟天了呢? 因为我有一次查了一份我国台湾的资料,是关于治疗不孕的报道,文章中作者的每一个方子都有巴戟,只是用的量很大,就是这个药。还有一个香附,我查了很多古籍,去找关于治疗不孕症的方子里面共性的药物,发现绝大部分的方子里有香附,"香附子理血脉,妇人为用"(《药性赋》),这个药可以做佐药,来引经。

乌 梅

咱们说说乌梅。更年期的、心烦不得眠的,或者是心烦不安的症状,这些都能用乌梅。所谓的栀子豉汤治疗心烦不得眠,栀子实际上也是凉心肾的药,咱们用乌梅比较稳,因为栀子长期、大量使用有肝肾毒性,但是如果处方药里面有甘草,这个毒性就减低了,合方有调解的作用,要很好地注意这些问题。

乌梅,生津止渴,酸敛,要我说是清心肾之火。所以用乌梅的时候要慎重,假如说月经量少,发育不良尤其性发育不良,周期后错,多囊卵巢,虚性的卵巢早衰,青春期的长疱、长痘痘,等等,像这一类的患者乌梅都不能用。别人用不用,咱不管,咱们自己不用。假如想用乌梅的话,用量不能超过6g,量一定要慎重。

乌梅,什么时候用好呢?心烦不得眠、出血、相火妄动、口渴,出现这类症状时用乌梅。所以在电视里大张旗鼓地介绍乌梅是个误区,咱们不说他们不对,咱们说是个误区。因为人都是个性化的。

蛇床子、仙灵脾、补骨脂、益智仁

补肾药里,菟丝子比较温和,上回讲完了。慢性盆腔炎、不孕的、卵巢功能不好的患者都能用菟丝子。

关于蛇床子,原来我不太喜欢用蛇床子,因为它是一个可以促使男性性征活跃的药。可是后来我发现蛇床子效果真不错。我怎么发现的呢?就是在治卵巢早衰、性功能低下的时候,记得有个患者性功能低下、阴道干涩得非常厉害,我发现用些养血药加上蛇床子,没有用几次患者就基本上恢复了。卵巢功能有没有恢复我不敢说,但是这性功能是恢复了,白带也多了。蛇床子用于治疗的这个卵巢早衰是虚性的,这点可千万注意!

还有一个仙灵脾,我也不喜欢用。我为什么不喜欢用它呢?仙灵脾,它促进男性性活跃,有兴阳的功效,这个也就是仙灵脾为什么又叫淫羊藿的原因。它直观地讲,可以促进男子的性活跃。过去所谓的那些大力丸,它们的成分里头是有这类药的。所以对青少年咱们要有医德,不能给他们用这一类的药!

大力丸里还经常会有一个药,你们能想象得到吗?(学生:是仙茅?)不对,是雄蚕蛾。对男性来讲,雄蚕蛾要慎用。怎么慎用呢?第一要看年龄,如果是60岁以上的男人,他再有阳痿我们也不管。为什么呢?我们保护他的寿命。这点,做医生啊,我们不做江湖大夫,这是个原则。我们也不想谁去赞扬我们,你愿意说我好你就说,你不说拉倒,没有关系。因为我们是国家医院的大夫,这一点一定要注意。要保护自己的道德标准!还有一个问题,就是雄蚕蛾的用量,你们自己要查,我没有用过,我不会,这量我掌握不住。所以你们自己要掌握住,千万别冒!60岁以上的患者我们不用。我们可以用草药,但是不用这些东西,这些东西就等于"促命期"。

再有,仙灵脾的用量,女人最多6g。男人呢,有人很猛,20g、30g那样开,我觉得我们不这么开,我们还跟着药典走。仙茅、仙灵脾叫二仙,二仙汤里头有熟地,古人已经看出来了,这两个药药性燥,仙茅是纯阳之品,所以它的量要少用,因为容易导致出血,我讲过这个,我不再给你们讲了,这是其一。还有一点,在用温肾活血助阳药的时候,要注意季节:春天不用,夏天本来就容易阴虚,更不用。

助阳的药,还有就是补骨脂和益智仁,我可以一块儿讲。补骨脂用在遗精上。尿频用益智仁,不管男的、女的,不管年龄多大,用益智仁比较稳,但是你用6g。最近有个朋友的妈妈,阑尾炎术后,虽然是局部手术切除,但总之也是伤了,90多岁了嘛!手术后一直尿频,我加了6g益智仁,尿不频了,特别有效。补骨脂,过去多用于小儿的遗尿、夜尿,但是我觉得应该加上白芍,或者莲须这么用,这样稳。

草红花和藏红花

平时咱们处方的红花指的就是草红花,应注意它和藏红花的使用区别。为什么我要特意强调这个呢?因为你们外科有的时候离不了。(编者注:当时跟诊的师兄和师弟是外科大夫)

草红花是辛温的,破血、活血。它能够打死胎,所谓的打死胎就是说草红花具有促进子宫把宫腔异物、宫腔残留的东西排出的功效。但是根据我自己的经验,在遇到不全流产的时候,一定不能用红花!一定要切记!为什么要切记?你觉得宫腔里的残留是瘀血,所谓"瘀血不祛新血不生",那是理论。红花毕竟有较强的辛温走动之性,不能随便用,它能增加子宫收缩。红花适合用在闭经久,肯定不会有残留,或者只是单纯有瘀血,而且瘀血明显的情况,但是也别多用,要少量地用。有些人,如海派,20g或60g,就这么用药。对我们妇科患者,要特别慎用,因为只要它的性味是辛温的,就肯定有动性,这是其一。

再一个就是,疮疡脓肿还没有破溃的时候,红花不能用。按道理讲,红花是活血之品,活血的同时能够减少渗出,减轻局部的肿胀感,但是别忘了,它的辛温之性反而可能会加重病情。那用什么更合适呢?我觉得在这种情况下,可以用丹皮、赤芍。我指的是慢性盆腔炎,我说的还是在咱们妇科。还有一个选择,就是用藏红花。

藏红花不是辛温的,是甘寒的,它也是具有活血破血、通瘀排痈这一类的功效。但是,它有走皮的作用。我讲这个的目的主要在这里。因为将来你们在外科如果要遇到了痈毒,不得已的时候,可以用藏红花。但是藏红花贵呀,特别贵。你们可以再查查书,因为我记的总是有限的,对吧?这俩区别就是:一个辛温,一个甘寒能走皮。回去查查,肯定没问题。

附:番红花

【处方用名】番红花、藏红花、西红花。

【来源】为鸢尾科番红花属植物番红花的柱头。

【性味归经】甘,平。归心、肝经。

【功能主治】活血祛瘀,散郁开结。主治痛经,经闭,月经不调,产后恶露不净,腹中包块疼痛,跌扑损伤,忧郁痞闷,惊悸,温病发斑,麻疹。

【用法用量】内服:煎汤,1~3g;冲泡或浸酒炖。

【经典论述】

《饮膳正要》:主心忧郁积,气闷不散,久食令人心喜。

《品汇精要》:主散郁调血,宽胸膈,开胃进饮食,久服滋下元,悦颜色,及治伤寒发狂。

《本草纲目》:活血,又治惊悸。

《本草用法研究》:养血功多,去瘀力少。

《浙江药用植物志》:活血祛瘀,凉血解毒。主治癥瘕,创伤疼痛,血热斑疹。

再讲草红花和藏红花

我要提到那个红花的问题。在很早以前,尤其是在新中国成立初期的时候,临床基本上用西红花。西红花,有的人理解它为西藏的红花,所以有的人写的是藏红花。咱们现在用的叫草红花,如果对处方严格要求,就要写清楚是草红花或者是西红花。

草红花呢,如果少量用是养血的,多用是活血的。最近有报道说它也有降压的作用,有人报道更年期的高血压,又没有月经的患者,可以用一点。另外一点,它还可以消肿,当然这个不是我们主要讲的。

皮肤科大夫特别喜欢用红花,像赵老(赵炳南赵老)在的时候,他都是用它来治恶疮,但治恶疮,草红花基本上作用不大,主要是用藏红花。藏红花也是能活血,治恶疮、消疽,还有一点就是可以去瘾疹——隐在皮下的瘾疹,也就是有散结的作用。但是别忘了藏红花,多用破气,伤人的正气和身体,特别伤人,所以这一点,一定要慎重,一定要慎重! 而且它特别的贵,所以作为妇科大夫啊,在现在这个社会,基本上不用藏红花,除非你治恶性肿瘤,当你特别需要散结消肿、治恶疮的时候,且这个患者又非用不可时,你可以用点藏红花,那用量就是几分啊! 而且它最好是后下,因为它带有油质,你要是用久了、煮久了,就破坏了! 还不如就含进嘴里吃点儿。所以在妇科,对于卵巢囊肿这一类的,就不用了。

过去讲的一个病叫干血痨,过去认为它是一种结核,现在看起来,不能这么局限。干血痨是古时民间的说法,就这个人出现一种"风消息贲"的症状:"风消",就是干瘦,像那肉在外头挂着,被风吹得干了;"息贲",就是端肩儿,这两肩一端,喘息,"息贲者死"。"二阳之病发心脾,有不得隐曲,女子不月,其传为风消,其传为息贲者,死不治"。所以到这种情况就太难治啦! 一个是结核,这种患者我没有见过。但是我见过一个垂体瘤的患者。瘦,风消啊! 到风消的时候,就已经很危险了。但是在这个期间你不能用藏红花,你再用就等于雪上加霜! 所以藏红花不能用,第一太贵,第二对患者没有好处,我觉得不如用丹参,用丹参、当归、百合可以达到你要调整月经的目的,达到活血、缓急迫、治疗月经这样一个目的。另外还可以填充血海。填充血海用什么呢? 你在这些药里面加点天冬。麦冬和天冬的区别:一个走肺,一个走肾。天冬是走下的。

荔 枝 核

荔枝核有温化的作用,但是荔枝核止痛作用好,临床经常用于止痛。荔枝核,你们注意看过荔枝的核吗? 知道古人认为它像什么吗? 像男人的睾丸。所以说它走下止痛,没有说治咳嗽用荔枝核的吧? 所以它是走下的药。

如果我们想起到温化作用,用荔枝核不算错,用肉桂也不算错。假如我们想取其散的话,肉桂的作用就差点儿了,不如用点别的,要让我说,用蛇床子就可以。如果患者舌质比较淡,现在还没到散、动的阶段,应该以补为主,这个时候用肉桂为佳。

天麻、升麻、钩藤及关于药物的用量

天麻是辛温的药,有平肝的作用,主要是走经络。对妇科来讲,我们用得不多。升麻是升提的药,在妇科尤其是对于更年期患者,升麻最好不用。如果是在30年前,即60年代的困难时期,低血压的患者可以少量用。但也得考虑:如果低血压的患者伴有浮肿,用升麻就不行了,得走气。咱们中医有一种说法:"男怕穿靴,女怕戴帽"。这句话的意思是男人、男患者怕"穿靴","穿靴"指的是下肢浮肿,下肢浮肿就是有心衰或者臌胀、腹水什么的;"女怕戴帽","戴帽"指的是颜面部的水肿,那是有肾炎。这是古代说法,不是我们现在说的。对这样一个浮肿的患者,不能因为血压低就用升麻,要分析,这就叫中医的辨证。咱们不讲水肿,还说妇科吧。我是不太喜欢用升麻的,尤其是对于更年期的妇女。如果她血压高还伴有烘热,治疗应该敛下焦之阴以潜阳,不应该再去升,对吧?

升麻就先讲这些,不作为重点。我还是讲这个天麻。天麻,主要是治有风湿、风寒性的关节、肌肉痛。它也平肝,但是如果想平肝的话,得加血分药,比如加阿胶珠、当归这一类的来养血,养血平肝。要想疏通经络,加川芎。川芎和天麻,川芎是走而不守,别忘了这句话:"川芎下入血海,上入巅顶",那么在治疗血气不足的时候,别忘了川芎也往上走,关节、肌肉痛用它也没问题,它主要是走四肢、走下焦的。真正往上走的药,是桔梗,桔梗载药上行。

钩藤也同样有平肝的作用,也入肝经,但是它是寒凉药,它是属于甘寒的,任何年龄都能用。高血压、情绪不稳定,包括肝血虚、肝风内动的情况,都能用滋肾水养肝木的方法,都可以用钩藤。钩藤我喜欢用,尤其是患者泌乳素高的时候。泌乳素高,病在上焦,虽然有闭经的症状,虽然从中医的角度不好解释,但是这种病,毕竟有病灶在头上。钩藤,量不要太大。有的医生看病时为了显示自己的能力,开药开大剂量、超大剂量,其实那不是你的本事,是你不了解药。比如说想平肝,都选入肝的药,是不是得分是肝虚还是有滞呢?为什么不同时用两三个走肝经的药,达到你两三个治疗目的?为什么非要超剂量用一个药?你们说哪个好?

所以对于我的学生,我一定要强调这个问题:作用相似的药物以常规剂量同时使用,可以治疗一个证,这样的话不冒险。千万不要玩票,千万要谨慎！书上说的剂量是 10g,药典里的用量是 10g,我绝不用 11g！或者我就用 7g,我用 7g 再加一个别的功效相似的药。比方说川芎和香附都走血脉,"香附子理血脉妇人为用",养血理气,川芎也是走血,那川芎我不用 10g,它走血海但性散,万一动了血,可能导致出血就麻烦了,尤其是对于青少年患者。所以我用 3g 川芎,再用 10g 香附,同时这么用,多么安全！你们同意这种方法吧。

苏木、三棱、莪术

苏木,是外科常用药,有散性,所以我在不得已的时候才用苏木,在一般情况下我们不用苏木。三棱,它是个入肝经的药,在 1962 年版的《中药学》里面提到这个三棱,说它"入肝经,破血不伤正",它这句话我记得非常清楚,叫"破血不伤正"。所以它对女人没有不好的影响,因为它不伤正气。我用它是取其动性,活血和动。在一般情况下我不用三棱,它毕竟是破血药。如果患者的基础体温特别稳定,想动她的时候,用三棱。

莪术,是个走气的药,破气破血,所以我从来不用莪术。莪术现在用得比较广。有一个莪术丸,另外还有一种叫莪术液,是治宫颈糜烂的,阴道给药,是个油剂,叫莪术油。但我觉得它治阴道病不行,它走经不对。另外,阴道的黏膜皱襞特别多,皱襞多,就会有好多病菌藏在阴道皱襞里面,它这个油进不去,它是个油质的东西,渗透力不强。它要是水剂,或是个泡腾剂都可以,泡腾剂它可以散呐,但是油剂不行,油剂它比较容易凝固在一起。

如果是治疗妇科患者盆腔里面的肿瘤,一概不许用穿透药。比如皂刺、川芎、元胡、路路通,这些药用时都要非常慎重。如果肿瘤的壁(编者注:包膜)特别薄,万一破了的话,里头的内容物,可能是液体,或者是脓,或者是炎症液体,都会扩散到整个盆腔。这样就造成盆腔的粘连,粘连形成以后,最后导致输卵管和子宫的位置全变了。所以在用药的时候,如果这个患者有直径在 3~4cm 以下的肿瘤,而且肯定不是恶性的时候,你可以少用一点儿川芎,但是处方里头要加上旱莲草。白芍不能用,莲须能用。因为白芍它有收敛之性,怕它增加平滑肌的收缩,如果一收缩反而增加了局部的扩张,像气球似的,你捏这头是瘪了,它从上头炸开了,你就造成患者的终身遗憾,所以一定要注意到这一点!

再回过来说区别。苏木不要轻易用!对久治不愈的闭经,瘀血比较深重者,可以加上苏木作为佐药,它不能做臣药也不能做君药,只能作为佐药。如果是五六年没有月经,基础体温曲线又是平的,你用苏木没有用。她卵巢在沉睡。

如果是卵巢早衰的患者,你认为她卵巢里头的储备、仓库已经完全空虚了,那你就不治了?所以患者就用激素替代疗法了。但是我不这么认为。我的观点是:只要她卵巢存在,它肯定有生命力。只是这个生命力是很微弱的。那么你就要又补它,又叫醒它,把她的卵细胞叫醒。所以你看,咱们的患者基本上都好转,所以不要放弃。像过去治疗小儿麻痹似的,开始多认为小儿麻痹患者的这个神经已经坏死、僵硬了,但是后来有一个新的说法就是沉睡,这一条神经是在沉睡状态。后来用针灸刺激,有人就能走路了。我们也是这么想的。

所以我说,我们作为医生呢,不图钱,一定要治疗患者,要成全她一辈子。这样的话,你会活得非常坦荡。

桂　枝

假如你们的患者外科手术后排尿不畅,这个方子底下加什么呢?加北沙参和石韦、浙贝。我过去到某妇产医院会诊,患者剖宫产后几天没有尿。她不是没有尿,是气化功能不行,所以她就出现产后无尿,咱们叫癃闭。知道那个区别吧?癃闭是里头有尿,肾功能不良是没有尿,这两个概念,一定要分清。癃闭,那就补肺启肾了,用浙贝——这是必用的,还有桂枝。

咱们今天要好好讲讲这桂枝。桂枝按道理是走四肢的,我在治疗多囊卵巢的时候,有的时候用桂圆肉,有的时候用蛇床子什么的,实际上我最早的原方里用的是桂枝。有人就问:桂枝是走四肢的,为什么你用来走下焦?其实咱们就用的是桂枝的气化、温动、走行的作用。另外我们是依据五苓散中桂枝的功效,书上不是说"气化则能出焉"?就是治尿闭嘛!所以这样的话,我们就有了依据了,我们用它走气化的功能。我用桂枝通尿,但是不要多用。毕竟它是一个温动的药,我还是比较慎重的,所以用量最多不要超过3g,因为它只能做佐药。在桂枝汤里,它是君药,可作为我们妇科药来讲,它不可能做君药,臣药都做不了,只能做佐药。不管是任何情况下的癃闭症,想气化你就用它。当然,如果患者气不足,特别虚弱或者患病时间久了,你可以用生黄芪走肺气。但是我是不怎么喜欢用黄芪的,因为妇科患者吧,咱们说是阴常不足。但是你们外科那是另外一个体系了,所以那就无所谓了。所以我对于大量地用黄芪、党参,总是有些看法,如果你用黄芪、党参时加上点儿玉竹,这没关系(被人打断……)。

我讲气化用桂枝,桂枝也走四肢。如果治关节、肌肉痛的时候,桂枝要加川芎。我跟你们讲过肌肉疼痛,尤其是产后病的肌肉疼痛。患者来的时候全身捂得特别厉害,可是一看舌头是红的,这种情况千万别给她补!那不叫阳虚,那是精血津液亏虚,精血津液这种液是体内的一种阴液,阴液不足不能濡养肌肉、关节,所以出现肌肉、关节的疼痛。这种情况不能温阳。但是这患者接受不了我们的观点,为什么呢? 她要捂,越捂毛孔越张开越出汗,她的液越伤。所以在这种情况下,我是用桂枝,但是用 1.5g 或者 2g,反正 2g 以下,再加上川芎 3g,多了不用,因为它们毕竟都是温药,且有走动之性。还要加上白芍、双花(金银花)、甘草,这是我的主方。

我治那宋某某,她有胎盘早剥、高血压,是妇产医院叫去会诊的,我当时一看这患者瓶子里一点尿都没有,那脸肿成那样,绑的纱布,三天无尿! 肾衰得无尿,眼睛出血。我就大量用沙参,那阵儿(剂量单位)还是"两",我用三两(90g)北沙参,三钱(9g)西洋参,加上双花、甘草这一类,大量的甘草。这个我不推荐你们去用,但是你可以拱着用,你懂我这拱吗? 你比方说我今儿用 6g,没事,我明天就用 10g,因为甘草不是说可以引起细胞的水液代谢潴留吗? 我就是跟姚正平老学的。姚老治这个尿痛、急性泌尿系感染,他是用大量的双花、甘草、石韦,大量的甘草。我治这个患者我可能用了二两甘草。有机会你看看,甘草在急性期使用时可以起到什么缓冲的……甘草实际有人参之性啊,我记得有哪本书说过这句话,你们自己查查看。但是我觉得还是不要玩票。双花是好药,我特别喜欢用双花,双花、甘草这两个药配合起来用。

那一个春节我没歇着,我每天都去,结果治好了! 宋某某后来又生了俩孩子。患者有高血压、胎盘早剥、急性肾衰竭,都给治好了,真是奇迹! 这个患者治得真的好! 那时候我就你们这么大岁数,那会儿胆大。

补阳药：巴戟天、阳起石、仙灵脾、仙茅

今天给你们讲讲这几个补阳药。

先说巴戟天，按道理讲，它是一个促进男性性征活动的比较好的药。它的一般用量都是三钱（9g）到五钱（15g）到一两（30g）。但是对于巴戟天呢，很多年前我就不怎么喜欢，因为它是促进男性性征活动的一个主要的药物，所以我一直多少年都不用。后来，我发现我国台湾有一个大夫，他特别喜欢用巴戟，而且他用的量大，八钱——因为那时我国台湾的度量衡还是用"钱"来量，那是多少呢？大概24g。就最近十几年我把它改成3g，走气化。你说是巴戟天好呢还是肉桂好呢？都是走气化的药。桂枝也是走气化的药，阳起石也是走气化的药，所以在特征方面这几个药要很好地考虑。

阳起石，它比较燥，主要治疗阳痿所以叫阳起石。巴戟比较稳，而且它不是单纯的稳定，它动，有动性。肉桂，走命门，是守而不走的药。肉桂是守而不走，当归、川芎是走而不守，要好好地理解这个守和不守的关系，就是一个阴一个阳。不守它就是阳，守它就是阴。守，它不动，是静的状态。所以肉桂，轻易不用。对我们妇科来讲，肉桂走命门，它温燥又不动，而现在妇女真正肾阳虚的人太少了，主要是阴不滋阳、不能互补的时候出现了一种虚阳的症状。所以，我治更年期高血压，不根据患者的脉象，那脉象是血压越高患者的脉越细，阴已经敛不住了。所以一定要考虑到固下。

那么命门在什么时候补呢？中医一般讲心肾相交、水火既济，但是不要忽略了命门与肝，还有一个心肾相交，就一般人他不太理解这个关系。命门，是一个纯阳的物质，生命之本嘛。这肝呢，它是需要肾阴的涵养。我常说在肝无所索的情况下，肝气则急，急则出现其他的症状。这个命门与肝肾的关系，还有一个水火既济。这不是我说的，这是《傅青主男科》里面提到的另一个水火既济。所以你在滋补肾阳的时候，要考虑到肝木，就是这个水木的关系。有空查查书去，这都是几十年前的印象了。所以这个水火既济是存在的，傅青主肯定写过，他在《傅青主男科》里面提到这个水火既济。所以在妇科治疗内分泌失调的时候，要很好地注意到这点。

再一个咱们要考虑的就是，我提到的这个阳起石咱们不用。对女人来讲，仙灵脾也兴阳，但是它比仙茅好，仙茅是纯阳而燥。而且在书上记载，

仙灵脾的量比仙茅的量要多一点儿,仙茅的量要比仙灵脾的量要少,最少少三分之一到二分之一。唐朝不是追求那个长生不老药嘛? 在唐朝末年的时候,民间传有一个方子,就是仙茅酒。最近我看又有人提倡泡这些兴阳的药酒喝,现在的人要是再泡的话,可能要出问题的人就得更多了! 后来发现,民间有人喝仙茅酒的时候流鼻血,所以仙茅我们基本不用。

旱 莲 草

讲讲这旱莲草吧,我又重新认识一下,跟我以往的思路一样,我查了查书。旱莲草,实际是二至丸里用的两个药物之一,二至丸主要是女贞子在前头。女贞子补肾阴、乌头发。

旱莲草有两种:一种是墨旱莲,一种是红旱莲。红旱莲在妇科来讲不常用,尤其是在妊娠期根本不能用,红旱莲是活血的。墨旱莲就是乌头发,但是咱们用过,也不是特别有效。从妇科角度来讲,我保胎的时候有时用旱莲草,我一直认为旱莲草是属于补肾阴的药物,补而不燥,有一定的敛性。所以关于妊娠用药,对于妊娠期下焦有火的,应该说旱莲草比熟地好一点儿。熟地滋腻,而妊娠期容易有恶心症状;旱莲草还有清热的作用,而熟地清热力量不是它的主题,它主要是滋肾阴,安冲养血,养血作用比较好,熟地黑色入血分。

旱莲草,我自己用它保胎,我是用它清热、安冲、滋肾阴、滋而不燥的功效,比较稳定。同时在个别药物学著作里面提到,旱莲草还有止血的作用。这个止血的作用如果用于患者有先兆流产的症状时,那你这个用得就更恰当了! 如果下焦淋漓出血,没有瘀的,你用得更恰当。当然,在小儿性早熟的时候,旱莲草我还是不主张用,它毕竟有滋腻和补肾的性能。

桂枝、肉桂、木香、丁香

桂枝和肉桂咱们要区分。桂枝,属于温阳通络,有气化、消肿、除湿、走四肢的作用。治疗多囊卵巢综合征的时候,我不是用桂枝走气化吗? 但是前几天我看书翻到肉桂那篇,有一句话对我特别有启发:肉桂是纯阳之品,守而不走,它回阳、交通心肾的功效咱们都不讲了。我看的那句说的是:肉桂能够引导诸药进入其不容易渗入进去的组织——这是我理解的话,不是书中的原话。那些组织就是病灶的位置。所以我就想到治疗我们妇科的下焦湿浊,你们外科的鞘膜积液,或者睾丸积水,以及那些有结聚的地方,肉桂和桂枝,你怎么选? 我说,这是我说的:一是要看季节,要看当时的情况。二是要看年龄段。年轻的患者,用肉桂还是应该慎重,它毕竟是兴阳的。所以患者到了中老年期(咱们几乎不治老年患者)或中年、更年期以后,如果下焦有一些积水、湿浊,包括我说的多囊卵巢综合征的痰湿结聚,可以用肉桂来引诸药进入不容易进入的那个缝隙。这话是我说的,原话我记不住了。

我觉得真是开卷有益! 我无意中翻了一本书里,通过里面的一句话,当时我就受到很大启发。我就在想:通络、散结、除湿、消癥,我基本上用桂枝。可是关于肉桂的这一句话,使我在某些病的治疗上受到了启发。

还有一个,我查了查广木香和丁香的区别。你们给我说说广木香和丁香。

学生1:木香是走脾的,丁香是入肾的。

学生2:都可芳香化浊,木香是入脾胃的,丁香是走肾的。

柴老:我告诉你们,我又受到启发了! 你们老师不玩儿,还是看书。木香只走中焦,走脾胃。它不降,它比较善于守,它主要是走脾胃。咱们治胃痛,就用木香。但是丁香,量要少用,它走下。所以对我们来讲,如果是下焦有气机不畅的,又有疼痛的,我觉得它要跟荔枝核一起用,这样效果好。

昨天我看到报纸上说:一个好的文学家,他要知道天下事。所以我说:作为一个好的医生,他要博、要广,要知道很多学科的东西,包括心理学……(话题打断)

雷 公 藤

我让家人从网上给我买了一本《雷公藤的培植和应用》。书上写它的性味是苦、辛,凉,有大毒。它这个药有大毒,但是它不是热性的,它是个凉性药,所以你就不能说由于它的“热毒”影响了卵巢功能,导致卵巢早衰,但我可以说它的毒性是“邪毒”,你们懂我这意思吧? 它对胃、对中枢神经的损伤都挺大的。但它又是个常用中药,主要用于治疗白血病、肿瘤,还有风湿病,主要是类风湿病。

跟我们有关系的就是雷公藤胶囊——雷公藤皂苷(雷公藤总苷)做的胶囊,这是它的一种衍生物,这个具体的药理学我说不好,但是所有的书上都认为它对性器官有明显的损伤:对男人可影响精子的存活;对女人可导致卵巢早衰。药监局有一个警示,就是一定要慎重使用,而且一定要在医师指导下用药。

不是要谈中西医结合吗?用科学的方法验证出来的实践结果,作为中医临床的参考来运用,这就是互补。因为这两个学科不可能融合到一起。对于治疗这一类药物造成的卵巢功能损伤,菟丝子和黄精都是我们的常用药,药理研究证明菟丝子和黄精能够改善受损的卵巢细胞。黄精是个补中气的药,祁振华祁老在的时候喜欢用,它比黄芪稳,这是我跟他学的。

我这周四看了这本书,周五我在家休息,周六我出诊在用药的时候,我就已经开始考虑:不是雷公藤能导致卵巢早衰吗?卵巢早衰了,卵巢组织就受伤了,为什么不用菟丝子和黄精?我体会真是开卷有益,处处皆学问!

肉桂、桂圆肉、阿胶珠、鹿角霜

我上次给你们讲了肉桂,它可以引诸药进入不容易渗透的组织,或者说病灶。所以我现在考虑有些虚寒性的月经病,估计卵巢可能有些纤维化的情况,这时候我加肉桂。肉桂,我最多用2g,千万别多用!妇女用药千万别过于温燥。第二个药,关于桂圆肉,原来是想用它的温性加强气化,但我觉得桂圆肉是走中、上焦的,对于下焦病证,虽然是养血,得带着川芎,这样的话,它温动的作用、养血的作用就走下去了。如果是伏天,或者说夏天,想养血,这些桂类的东西我们就要很慎重了。这时候我就喜欢用阿胶,像这种慢性病,用阿胶慢慢地养血。

再讲一下阿胶珠和鹿角霜的区别。我在年轻的时候对于加工和选药的问题也很迷惑,通过这么多年来我自己的体会,我不喜欢用鹿。鹿是血肉有情之品,但是它毕竟是生命!当然要说救命,我觉得什么都能用,对不对?医生如果不是在救命,那么选择动物药应该很慎重。你看蛤蚧我都不怎么用,毕竟它也是个生命,蛇类的东西我也不用,动物药我基本不用。这些就是我自己个人的感觉,实际上没有别的什么道理。

鹿角霜,是熬鹿角胶剩下的那些渣滓做的霜。所以我这一生里,有的时候想用点鹿角的时候,我用霜,它的药力要比鹿角胶弱,所以量要多一点,作用差不多。阿胶,我不太爱用,我用阿胶珠,它们的功能是一样的,就是加工方法不一样。阿胶珠比较方便,不用烊化。而且,我们的患者都是慢性患者,对她们来讲,长期喝阿胶我觉得是个误区。一是滋腻碍胃,患者胃受不了;第二要知道,阿胶很贵。据说阿胶现在800多元一斤,很贵,而且长期地喝(费用可不少),咱们换位思考一下。但是当真正需要的时候,我也用。阿胶我用在什么地方呢?用在客夺主位的时候,就是宫腔里有残留、子宫出血的时候。我用阿胶,加上益母草、川断、寄生、川芎,还可以加上点黄芪,增加她的气,增加她局部的滑力,使子宫收缩排出瘀滞,新血就生了,血就归经了。产后出血危险特别大,如果是门诊的患者,应该非常慎重,检查也应该特别全面,我们一定要让她再到原来生产的医院就诊。对人流术后的出血,可以加点香附、三七粉、杜仲等,都没有关系,这个时候一般不会大出血。

香附、川断、杜仲、仙灵脾、仙茅、穿山甲、菟丝子、苦丁茶、紫草

香附,我上回好像讲过,我查了很多相关助孕的组方,发现很多方子里都有香附,"香附子理血脉,妇人为用"。但是如果患者有出血的,要慎重使用,如果有出血史的患者使用时要特别慎重,因为毕竟它是温动的药,它走气分,走气分就应该慎重使用。

还有最近我看了看川断,药的本来名称是续断,川是四川的意思,四川的续断质量好,就像川楝子一样。为什么叫续断呢?因为它可以接续你断了的香烟,就是可以帮助怀孕,但它不是妊娠必须用的药。可能有些保胎的成药里也用川断,但我觉得这是个误区。

就像我们说用杜仲一样。咱们从来不用杜仲保胎。杜仲是不能保胎的,杜仲是走下的药,补肾温阳走下。有些温肾的药走不下的时候你可以用杜仲来引,这几十年我都不用杜仲保胎。最近发现杜仲个别有致畸作用。所以你们在用药的时候,是绝对不能用杜仲保胎的!如果你用了,我要是看

到了,不是我的问题,是叫人笑话! 说明你们根本不看书,就是走老一套,那不行!

川断,它是接续已经断了的香烟,就是说能够帮助怀孕,实际就是温肾,可它到底能温到哪儿,也不好说。但杜仲走督脉,川断没有,川断入肝肾。杜仲可以走督脉,所以患者脊髓有问题的时候,或者泌乳素高的时候,我除了用葛根以外,我用杜仲走督脉。个案报道:脊髓空洞,或者脊髓损伤,用杜仲走督脉再配别的药治疗。川断在患者妊娠期的时候,也要非常慎重地使用,最好不涉及,为什么呢? 因为川断除了有温肾的作用,它还有温经活血的作用。

再说仙灵脾和仙茅。仙茅是纯阳之品,入肾,入命门;但是仙灵脾是温肾兴阳,走血脉。所以如果老年骨关节痛的患者要活血,可以用仙灵脾。但是对于妇女我一般不愿意用它,因为现在的女人阴常不足,阴常不足就不要用温肾的药。我考虑想达到气化功能的时候我会用它。

想到穿山甲了(编者注:2020 年,为加强穿山甲保护,穿山甲属所有种由国家二级保护野生动物调整为国家一级保护野生动物,在 2020 年版《中国药典》中,穿山甲鳞片未被继续收录。建议用同等药性的药品来代替)。穿山甲是一个通络活血舒筋的药,主要治疗关节血脉不通,包括半身不遂,或者消恶疮用穿山甲好。如果患者真有积水,也可以用。如果治疗盆腔的脓肿,可千万别用穿山甲! 穿山甲有穿透的作用,如果脓肿的包膜一经穿透,脓就渗到腹腔了,可导致急性的腹膜炎,会把命给要了的! 所以用药要用得适当,用得恰到好处,这个好处就很难把握。

我特别喜欢用菟丝子,为什么? 现在女人最多见的病,一个是闭经,一个是功能障碍,这起码是卵巢细胞或者说卵泡细胞受到了多种因素的影响,它的营养状态受到影响,已经没有真正的青春状态了。而菟丝子可以修复卵巢,虽然它有点偏温,但是这些情况都可以用,没有问题。然而,对于小儿性早熟,这个药就不能用了!

对于小儿性早熟的用药要注意:如果这小儿六岁、七岁,她乳房长出来了,或者小阴毛长出来了,这个时候可以用点寒水石,或者走下的药都可以用。前一段时间有一个患者患有瘢痕妊娠,三次刮宫都下不来,绒毛膜促性腺激素(HCG)的数值一直在几百,降不下来,后来我就加了苦丁茶,很快 HCG 的数值就降下来了,降到最后它小于 5 了(编者注:指血 HCG 的值小于 5mIU/mL,即降到正常范围了),复查 B 超光点也没有了。

所以我们在用药的时候,当你要救她的时候你不要考虑药,哪怕你也粘一脚泥,也要从河里把她捞上来! 假如她在河边徘徊的时候,你只能帮助她,你别自己掉进河里!

还有一个紫草。记得咱们医院的卫生员小龚吗? 她都 50 多了,出血,还有子宫肌瘤,我给她用上紫草后很快血就净了。她去抄方,别的大夫把紫草给她写成 10g,今天拿方让我给她看,我说这不是我的方子,我绝不会开 10g 紫草! 用药不能过呀! 咱们常说户枢不蠹,但你要转动的时候,也得固定一个点,这样你才能晃荡,对吧? 这个原则一定要记住。

所以在用紫草、苦丁茶、寒水石,包括川柏这一类药的时候,一定要慎重,一定要看年龄! 如果患者她正在青春期或已经接近发育期了,这类药就不用了。可以用地骨皮加点瞿麦,瞿麦用量少一点,比如 5g 瞿麦和 10g 地骨皮,没有问题。咱们是由香附引出来的这么多话,那你可以加点香附。香附给多少呢? 给 5~6g,不要多用,因为你是将它当佐药用,佐制其他药的过寒。

土茯苓、玫瑰花、合欢皮、月季花

我想谈谈这个土茯苓。土茯苓是一个清热解毒治恶疮的中医的专属用药。过去治梅毒、淋病,都离不开这个土茯苓。但是这个土茯苓在妊娠期绝对不能用,因为它有渗性,有活血性。不记得是哪本书上写的,它是治疗恶疮的必备药,它有除湿解毒的功效,二十世纪五六十年代治疗像盆腔炎、输卵管炎等急性炎症时,常用土茯苓配上瞿麦、元胡。那时候刘奉五刘老喜欢用萆薢,以八正散为主方。

刚才我们谈到玫瑰花和月季花,现在社会上有一个倾向,抹玫瑰花精华或精油来美容,或者是喝玫瑰花茶养颜,我觉得这是一个误区。男人这么用没有关系,但对妇科患者来讲就要很慎重! 因为玫瑰花是活血药。更年期的妇女可以用,没关系;但小儿和青少年,或者月经量多者,或者周期短者,合欢皮、玫瑰花、月季花都要很慎重。如果一个 10 岁的孩子来找你看病,你用点玫瑰花,你觉得自己是好意,实际上不知道你是不是反而触动了她的血海。想过这个问题没有? 其实这也是中医整体观的体现。

所以合欢皮和月季花在不同年龄段患者身上的用法是不一样的,我们不推荐这些做保健品。如果是更年期的患者,她郁结、郁闷,想疏肝,可以用玫瑰花,量别用太多,3g到5g。这一类人的特点是精神脆弱、情绪稳定性差。治疗中青年的郁结、郁闷,加郁金,量也别太大,5g、6g,因为郁金有疏解的作用,而疏解的过程就是散和扩的过程,散和扩的本身是动的,动的本身就会伤阴。至于青少年,我觉得小孩没什么疏解不疏解的,用点补肾阴、清心火的药不就得了?

玉竹、石斛

玉竹,又叫葳蕤,它主要入脾经,但它是气、阴同补,我喜欢用玉竹,我认为它定位在脾经,《神农本草经》对它的功能描述得特别好(《神农本草经》说:"主中风暴热,不能动摇,跌筋结肉,诸不足。久服,去面黑皯,好颜色,润泽,轻身不老。"),所以脾精和脾气不足都可以用它。我常将它用于舌质偏红、属阴亏这一类的月经量少和闭经。

说起咱们那个补肺启肾的思路,每次我都特别强调这个肺与肾的关系,它怎么启动的?"启动",启就是动,去提携它,去补它,而提携、启动实际是个阳的作用,这是我理解的。

石斛,《神农本草经》提到它"除痹"(《神农本草经》:"主伤中,除痹,下气,补五脏虚劳,羸瘦,强阴。久服厚肠胃,轻身延年。"),痹者,闭也,闭塞,痹就是疼痛,肌肉酸痛、关节疼痛。"除痹"就是治关节痛,主要是阴亏导致关节失养那种痹痛,咱们妇科常见的产后风湿,临床上用防风、黄芪这类药治疗的人不少。

《黄帝内经》中说过"液"的主要功能是濡养关节,起润泽的作用,它是浑浊的液体。如果产后风湿属于精血津液不足者,再用黄芪、桂枝、防风或者威灵仙等这一类的药物去温通、去温燥,结果对于本来就液不足导致关节失养的产后病,就加重了她的病情,不就等于"促命"了吗?! 所以《伤寒论》里有一句:"再逆促命期"(该句完整原文:"若被火者,微发黄色,剧则如惊痫,时瘈疭,若火熏之。一逆尚引日,再逆促命期。")。虽然咱们妇科到不了"促命期",但是这么用药可以加速她的病情恶化。所以,热性的产后关节病,我不用风药,我主要用生甘草、双花(金银花)、桑枝、石斛,或者再用点儿川芎。

咱们住院处杜某的爱人得了重症肌无力,最后肋间肌肉萎缩了。那年正好我从马来西亚回来,她和我住前后楼,我去看她,给她治疗,后来她恢复了。我就是用这些养阴药,加了一个沙参,重用沙参来养脾阴、补肺气,中医认为肺主皮毛,脾主肌肉,我估计就是用这个方法我给她治好了。当然,在那个基础上,再用丝瓜络、百合都可以,还有郁金,我用郁金是让它走两胁,因为她是胸部肋间的肌肉病变。如果是下肢,可以用杜仲和山萸肉,川断也可以。如果血气特别不好,用阿胶珠、当归也可以,加川芎更好。这种病,我不用散风的药,但毕竟也得要带动它一下,所以,可以用川芎,但我更喜欢用桑枝来走四肢。

牛 蒡 子

我还是比较保守,在暑热季节感冒的时候,我喜欢用藿香和佩兰。我觉得藿香和佩兰比较稳,别忘了女人是阴常不足啊!多出一点儿汗对女人都是个损伤。如果真正是感冒,我觉得牛蒡子比桂枝汤好。这桂枝我真的不太敢用。我第一次用桂枝的时候,是邻居有个孩子咳嗽,我用麻黄汤,那时候用三钱(9g)麻黄,书上不是写的三钱吗?可我一夜没敢睡觉,听着旁边那孩子有问题没有。但第二天连咳嗽带感冒都好了。虽然我有这个经验,但是麻黄我还是不敢用,麻黄我觉得还是散性比较大,对妇科患者来说我觉得还是要稳一点儿。

我谈牛蒡子吧,我觉得牛蒡子用起来对我们有好处。牛蒡子是辛、苦、寒的药,有上下走动的作用,我喜欢它这个特点。它入肺经,可以散风、除热透疹;还可以走下。过去我跟诊老大夫的时候,发现用牛蒡子可以减少尿蛋白,如果患者有蛋白尿的时候会用,那时没有考虑到可能是肾小球肾炎或者是尿路感染。

我用牛蒡子治过经期斑疹。记得有一个患者连续八个月,每个月的经期都出疹子,那时候我也年轻,具体记不住了,就是用清热凉血的药加上牛蒡子,我估计我不会用得非常好的。牛蒡子别多用,我就用3g。

但妊娠感冒我不用牛蒡子,因为牛蒡子有利性,它有走下的作用,所以在妊娠期一定不要用它,不用它走和下行的功能。妊娠期咱们还是以安胎为主,我喜欢用芦根、香薷,她的感冒就解决了。宁愿慢一点儿也要这么用,这样安全。

这妇科大夫,真的要稳! 所以我总说我们做妇科大夫不要做勇士,要很好地随着她的生理走。

丝 瓜 络

我看了一个关于丝瓜的评论,提到丝瓜对内分泌有调整的作用,原话我记不住了,所以我觉得咱们的丝瓜络用得真好。有些方子我不用路路通,我也不用穿山甲这一类的,我用丝瓜络,为什么? 因为对女人不能用暴力!(编者注:此处是指治疗女性患者宜用药性比较温和的药物)比如说通乳,用王不留行、穿山甲,过去古人用涌泉通乳剂,这些东西那可是胜在一时,实际上是非常不好的。

我用丝瓜络的思路是什么呢? 就是通络。如果患者有轻微瘀血的时候,如气滞血瘀导致的月经不调,这就解决了。对于这种无形的、看不到真正的肿块的,我用桔梗慢慢地疏解。但如果真有一个囊肿,或是水肿,或者有个肌瘤,或者有子宫内膜异位,甚至有肿胀的地方,这些是有形的组织,我就要加浙贝了。

对于疏解的理解,我还得再补充。针对不同年龄段,我用的药不一样。35 岁以上的这种女人,没有没有郁结的,就算她生活特别的舒畅也很难免有郁结。所以我就用 5~6g 的郁金。郁金是个清热活血药,但它的走行定位非常清楚——它主要走两胁,我治乳腺病的时候,不管是乳腺囊肿、产后缺乳,或者是乳房胀痛,包括乳腺增生,以及乳房形体发育不良,包括双侧乳房不对称的,我都用郁金。

比如说乳房形体发育不良的患者,我们见过,这边乳房像一个橘子大小,那边没长大,我就给她治好了。怎么治好的? 我就疏解。因为雌激素没有用。这个(乳房)用雌激素了,那个也有雌激素,大的就更大了。所以我是要泻她的肝肾之火,同时要疏解,或者说主要是疏解。她肯定在某一个位置有郁结,有郁结我就用郁金、川芎、丝瓜络。川芎是下入血海,上入巅顶,这个时候用川芎,我是想用郁金来带川芎,用川芎的走性来带郁金。

对于有炎症的患者,尤其是出血的患者,想理气的时候,不能用大量的香附,要用荷梗和丝瓜络,用荷梗通络,丝瓜络疏络,一个是通,一个是疏,我这里指的是乳腺病。除了这两个药,石斛、百合、郁金、夏枯草都可以疏解。同时根据其他症状再做加减。像这种患者绝大多数月经量少,然后看她的月经周期怎么样,是错后,还是提前。月经错后的,月经后活血药可以多加一点;如果是月经周期短的,活血药就要慎重使用。

浙贝母和川贝母

关于气化,我觉得你们还没学到家。因为哪个药都有气化的作用,哪个方子里都有气化功能,你如果不知道是哪个药在这个方子里起到气化的作用,那你就要把那些药了解透。

咱们今天就讲讲这个川贝吧。川贝,它的功效从理论上讲就是化痰散结。按道理讲,川贝不是妇科常用药,我主要用它治疗什么呢?非寒性的(病变),这一定要注意!非寒性的凝滞,或者郁结,或者肿块,或者是功能障碍,这个功能障碍就是不足了。比如说她这个月经来得不痛快,有乳房疼,或者是气不够用,但有瘀滞,一定是在非寒性的这种情况下,急了,用川贝,不急我还是用浙贝(编者注:此处柴老说的"急"与"不急",非急性病、慢性病的"急",柴老的意思是针对病情的难治程度,因考虑川贝的药价较贵,所以非其时而不用)。浙贝,从理论上讲,它主要是用于急性病,清热化痰止咳,跟伊贝母差不多。

我为什么说非寒性的呢?因为川贝是寒性的,它不祛寒。气化,我喜欢用桂枝、川芎、巴戟天这些,实际这温动的过程就是气化。温动,或者说温化,或者温蕴、温养,这些词都可以。在动的过程中,就像这个水,已经要开了的水本身它就在动,动的本身它就有化。所以,对于热性的病变,而且是年轻患者因子宫内膜异位导致的疼痛,她有结滞,要改善她的疼痛的时候,可以用浙贝,这是其一;还有就是乳腺的结节,这个病基本上我都用浙贝;再有就是盆腔炎症的肿块,我也喜欢用浙贝。反正对于寒性病变我不用。川贝的话,如果病情急,确实需要散结或者有水肿时用它。千万要记住,在水肿这种情况下我们用川贝,不是为了"开鬼门洁净府"这个意思,这不是肾衰竭引起的水肿,而是本来就闭塞在那,或者是尿潴留——急的时候,需要用动的、化的时候,想走气又化它的时候,那我们不用浙贝,用川贝。水肿、腹水都可以用。如果患者有腹水,你再用水蛭、虻虫、三棱、莪术这些猛烈的药,还有毒性药,只能更加加重他肝脏的负担。所以我(用)川贝,还有什么?

弟子答:桂枝?

柴老:这时候不用它了,用桃仁。因为是腹水,你不要忘了这是肝呐,对吧?当然还得有别的药,比如泽泻、猪苓、茯苓、生甘草,等等。尿道痛的时候可以加石韦,石韦是好药。

弟子:我们今天有一个实习生得了急性肾盂肾炎,高烧,正好可以用用老师的这个方法。

柴:急性肾盂肾炎?你用浙贝,但你要加白头翁,因为像这种情况绝大部分是由于大肠杆菌感染,双花(金银花)也可以用,再用点活血药。男的女的?

弟子:女的。

柴:女的,你就用石韦、荷梗、丝瓜络、芦根,你也可以用点儿杏仁。还要注意一点,这个病不在肝脏在肾脏,你应该给人用杏仁,别用桃仁。所以中医是很灵活的,不可以死板,不可以不念书,你要深入、再深入地学习。不讲了,叫患者吧。

三 七 粉

三七,我们不提倡用它做保健品,咱们也不反对人家的做法。但是根据我的经验,三七粉吃时间长了肝脏功能可能会受到损伤,我遇见过这样的患者,停了药就没事了,吃上了就又不好了,所以我们不搞保健品。平常治疗用药用它没有问题。对于子宫内膜异位症的患者,我用它来止痛,这是咱们的特点。

为什么我让她经期用三七粉呢?这点是咱们要强调的。经期用三七粉,因为三七它可以化瘀散结,止血止痛,它不是单纯地去收、去止。但如果经期你用乌梅,或者是用旱莲草,那就不对了!这边内膜要脱落,那边你还拉着它,那这痛怎么解?不通则痛嘛。

所以在月经期的时候用它消肿,消局部的水肿;它可以散结,散局部瘀滞的、过多的经血——不叫瘀血,那是经血!同时它又止痛。三七有止血的作用,止血就说明它不会加大出血量,化瘀的同时可以止血,这点是它最大、最好的特色。

藿香、佩兰、砂仁、豆蔻

关于藿香、佩兰、砂仁、豆蔻的区别,我总结出来了,它们的共性是能化浊除湿,但是它们有不同点。

砂仁和豆蔻是温性的,从季节上说,秋后用好。若有脾虚,可以用它们来温肾化浊除湿,除湿和化浊是有共性的,但具体用法你可以有所选择。

藿香和香薷适于暑热季节用,我觉得藿香发汗作用大,所以我在妇科用药上,我很少用藿香。我记得 1965 年,妇产医院有个产后高热的患者,所有的培养都做了,抗生素也用了,这高热就不下来。请我去会诊,我去了,说实在的,就一味药——香薷,用香薷加上清热化瘀的药,第二天早晨体温就下去了,然后就好了。

对女人来讲,不要发大汗,女人本来就阴不足,为什么要发大汗呢?《伤寒论》里有讲到啊,"遍身漐漐,微似有汗","不可令如水流漓,病必不除",不要发大汗,大汗亡阳啊!

佩兰是我自己喜欢用的,我常常将它用于夏天。我对妇科有胃火、苔有点儿黄,有点儿热象的,有点儿湿象的,不是感冒的,我喜欢用佩兰。20世纪 60 年代有一个实验,佩兰用于母牛、母鸡的培养,发现它们用佩兰之后生育雌性的后代。咱们不管它对后代的性别是否有影响,我发现患者妊娠后就不用它了。我用荷叶和茯苓。如果舌苔黄干,用荷叶加上郁金、玉竹,玉竹养胃阴,但偏腻,我更喜欢用芦根,芦根和荷叶一起用,起到祛暑热的作用,即使是妊娠以后,也可以用,因为它们也有安胎的功效。

很多书上讲砂仁安胎,我不喜欢用。它有两个弊病:第一,如果熬不好,它挥发性大,有效成分基本上破坏了,就没有作用了。第二,它有辛温、芳香之性,必定有散性;它能化湿浊,化的本身就有散,而女人本来就阴常不足,尤其是妊娠后,阴血下聚以养胎,阴血相对而言就更加不足。所以在理解药的时候,不要照猫画虎,必须把自己的认识体现出来。

再比如说多囊卵巢综合征,用半夏好不好?半夏降逆,除燥又除湿,很好！但是别忘了患者是长期用药！而半夏有小毒，所以对女人就不能这么用。半夏我不喜欢用，当然，如果临时用，7天复诊一次，没有关系。

现在看病，一定要结合现代的医学水平，不能完全拿500年前、2 000年前的知识来对待现实，说我有依据，我的依据是《伤寒论》第几条写的什么。那不行！因为现在的患者不是2 000年以前的患者，她是现代妇女啊！同意吧？

清热药的应用

清热药的使用，第一要看季节，第二还要看对象。比如茅根和双花（金银花），茅根清解的作用强，双花是解热解毒的作用比较好，这是我的理解。在治疗妇科病的时候，用茅根的机会就不多，因为它凉血作用比较大。但如果在暑热季节，月经周期短的，可以用一点茅根。月经周期短，多少阳气有些偏旺，不管是虚阳还是浮阳，还是有点热动的情况，所以用茅根清血热。可是妊娠期是绝不能用它。

用双花的时候，绝大多数情况下患者是有些感染，这种感染用中医的话来说，比如咽痛、热毒、暑热，或者是感受风热之类。或者患者有盆腔湿热的情况，双花是作为佐药来使用。在妇科，这些清热药基本上是用作佐药，因为它跟月经没有关系。

再说地骨皮，它清下焦热，比如患者有月经过多，或者带下黏稠，或者出现浮阳上越、阴不敛阳的症状，欲安定血海时，用旱莲草和地骨皮同用。假如要平肝热，就用白芍。

我不喜欢用川柏，因为川柏苦寒、燥湿，而女人血海不宜燥，即使血海有热也不宜燥。临床上见有的大夫开十几克川黄柏，我觉得有点过了。我用黄柏，多为佐药，用一点，帮一把。毕竟苦寒之品对女人绝对是个伤害，女人用药不宜太热但是也不宜太凉，必须要保持在一定的阴阳平衡状态。

所以我清下焦火的时候，泻火用泽泻，清火、清热用地骨皮。心肾不交的时候我用连翘和莲子心。连翘我不多用，因为它太苦，长期服用对患者来说挺困难的。你用点莲子心、百合、生甘草同样可以清心火，你为什么非得用连翘呢？如果想清心火，又想调整气机的时候，可以用丹参。丹参入心经，调和气血，使阴阳平衡，气血调和。如果担心活血过了，可加上地骨皮。这样等于清心肾之火,使水火既济。我这样泻火、清肾,就不至于过于苦寒。

冬瓜皮、泽泻、车前子、瞿麦、萆薢

今天我讲几个利湿的药。

冬瓜皮,我常用于面部有黑斑的患者,加上泽兰,这是个人的经验。冬瓜皮除了它常用的利水消肿功能,在临床见到患者面部有黑斑或者色素沉着,那种痤疮后的色素沉着,我一般会配上泽兰、桔梗,效果不错。(学生问:冬瓜皮和泽兰,对胖的患者,是不是可以用来减肥?)可以,健脾利湿嘛,你还要用浙贝走气化,用桂枝温阳、除湿、减肥,当然主要是温阳除湿,以改善代谢,个别患者有减肥的现象。千万别说冬瓜皮、浙贝、桂枝就是用来减肥的!

泽泻,在妊娠期我是绝对不用的,血小板少的患者我也不用它,因为临床上发现个别人用后有减少血小板的作用。还有就是出血的患者我也不用它。

车前子,我主要是用在实证上,取它走下通利的作用。什么时候用车前子,跟脉有关系。如果脉没有明显滑动的时候,我是不用车前子的。治疗多囊卵巢综合征时,我喜欢用车前子,因为它有两个功能:一是除湿,二是走下,经常配薏仁米、杜仲一起用。在这样的组方里面,车前子是一个很好的臣药。

再说瞿麦。讲子宫内膜异位症的时候会经常提到,瞿麦的主要功效是除湿、走下,对子宫内膜异位的患者,如果伴有疼痛明显,或者考虑局部有炎症时,我用双花(金银花)和瞿麦,有的时候是瞿麦和川芎,或者瞿麦、川芎、双花这三个药合起来用,这样既走血,又除湿,又解血毒,又清热,就特别完整了。

萆薢这个药一般我不用,萆薢的特点是走四肢,所以临床看到伴有四肢痛的患者,同时湿又重的情况下我才用。就是四肢有湿热的,气不够,又有湿、有热,病在下焦,比如腿、脚什么的,同时又有妇科病,这样我们就用它了。

川 楝 子

川楝子,苦寒有小毒,我不太喜欢用它。它是个清热药,在热性病里我用它,但是最多 6g,用于急性期、亚急性期盆腔炎。我主要用川楝子来止痛,理气止痛,主要指的是气化,比如治疗子宫内膜异位症的时候。

川楝子的主要特点是止痛作用比较大,临床遇到热性的、有水肿的、湿热结聚的、疼痛明显的这样一些疾病,都可以用它。治疗上面列出的这些病的时候,我常常用一点炒蒲黄,因为没有走血分的药,药力就不够。或者用点川芎也可以,茜草炭也行,总之是用点具有走动之性的药。但我不太喜欢用赤芍,按道理讲赤芍应该是我们常用的药,它有活血的作用。女人要考虑周期,我不喜欢用赤芍,主要是考虑它的敛性,即收敛之性,有可能对月经、对周期造成影响。这是我个人的习惯。

莲子心、荷叶、藕节、莲须

莲子心,入心肾二经,而且它具有交通心肾的作用,这是药典里面说的。真正具有交通心肾作用的中药一个是远志,一个是这个莲子心。远志跟莲子心的药性是不一样的。莲子心,交通心肾、清热、涩精、安神、清心火。我们用它来清心火以安胎,还有清心火以泻脾热的意思。它是交通心肾的,安胎用它没有问题,而且这是我在最近一版的《中国药典》里查出来的。

荷叶,它是走脾胃之经,清热化湿,这个咱们都知道。荷叶炭是止血的,止肠胃之血。我同时也查了药典,看书上有没有禁忌这一栏。

我在保胎用药方面的体会是,跟荷叶和莲子心有关系的,还有藕节和莲须。藕节具有凉血、止血的作用,其止血的过程中有化瘀的作用。过去刘奉五刘老他们,保胎都是用藕节,藕节没有妊娠禁忌问题,所以也可以用。莲须是一个敛阴涩精的药,这跟我们保胎是一个目的,就是要敛她的阴、涩她的精,来巩固她的胎儿的存在。就是固肾嘛!固肾收涩。莲须的涩精功效,我引申用于对小儿性早熟、小儿月经过多、青少年月经过多的治疗。顺便说一句,外科治疗前列腺肥大的时候,不能用涩的药,这个一定要记住!不能用敛药,不能用收涩的药。因为要散,要消它的肿大,懂这个意思吧?

枳壳、知母

枳壳，我在妇科怎么用呢？我主要将它用于子宫收缩不好的患者，因为它对平滑肌有收缩作用。在排瘀的过程中，比如月经量多，或者是淋漓不尽的时候，在止血药里加一点枳壳。我不喜欢用五味子，五味子的酸敛性太大，虽然它可止血收敛，但是收敛太过容易导致残留。这个时候，枳壳合适。

我要给你们讲这个知母的问题。知母是养脾胃之阴、泄肾火的，我过去研究二阳致病的时候特别喜欢用知母，因为它可以泄脾热。现在我发现知母毕竟是滋腻的药，而二阳致病，还是以清热化浊为主为好。

在治疗小儿性早熟的时候，如果看到患者的舌心是特别明显的红色，或者苔干，说明这是脾、脾经、脾胃热盛的时候，还要注意是在其大便不稀的情况下，我用它，用量呢我不用10g，用6g左右比较稳。如果担心它的滋腻之性，就加5g荷叶。这里荷叶比陈皮好，陈皮也理气，但它是温的，对治疗这样一个阴亏、有热的患者，或者这么一个病种的时候，荷叶要比陈皮好。荷叶可以起到两个作用：一是荷叶可以清热止血，二是荷叶可以去脾胃之浊热，有化浊的作用。这样一比，荷叶就比佩兰、陈皮这些药所起的辅助作用更明显了。

一个处方起到了治疗这个病的效果，说的是它的功能，但是别忘了处方用药的君臣佐使，它的佐，它之所克，它之所佐，处方里要很清楚，这是咱们自己要注意到的。因为一个病，不可能按照这个书来得，不可能按照这一个药去长。比方说白芍的问题，白芍养肝敛阴，敛，是个动像，它收缩了一下，这痉挛也是敛嘛，所以你们看我很少用白芍，我不喜欢用白芍，我觉得用白芍那还不如用旱莲草，旱莲草滋补肝肾之阴。还有，我原来很喜欢用石斛，但是现在石斛多贵啊！作为大夫，脑子里要有经济思想，要考虑药的价钱，不管是国家花钱还是个人花钱。就说养胃阴，我们能用竹茹、芦根解决的，我们为什么要用石斛呢？

土茯苓、仙鹤草

土茯苓不属于妊娠禁忌药，但是对于妊娠的患者，不管她有多少毛病，我们不用它，因为土茯苓可以引起腹泻。腹泻，在绝大部分情况下与肠蠕动的加强有关，而这肠蠕动就是因为平滑肌收缩，子宫也是由平滑肌组成，所以它也可能会造成子宫平滑肌的收缩，结果导致先兆流产。

还有仙鹤草。在过去，20世纪50年代刘奉五刘老带我们的时候，我只知道仙鹤草是止血药，所以妊娠期也用。后来当了药审委员（编者注：原卫生部药品审评委员会委员）以后，才知道妊娠不能用它。为什么？因为仙鹤草可以增加子宫平滑肌的收缩，所以妊娠期的出血绝对不许用仙鹤草。

有很多药，为什么你用了之后疗效好？就是因为你用得好。为什么这个人爱吃你做的饭？可能是你那葱放得巧！不是你全会、全懂，而是你在某一点上抓住了特点。

茅根、保胎用药及血分药的分年龄段使用

我干脆讲几个药吧。

第一个讲讲茅根。我的理解，茅根是个凉血的药，但是它也动血，所以在遇到轻微的、有血热的患者，而你又不想大动血的时候，可以用上茅根。茅根有清热的功效，而清热本身不就是消吗？祛湿、祛热的过程就是消，消是动，所以说它有活血之性。茅根不像别的活血药，它药性是凉的。再比如连翘，它清心火，连翘解毒、清热、祛心火，但是它比较苦，对女人来讲，我们用起来的时候就不够温和。相比较而言，茅根比较温和。但是你们也注意到了我在妊娠期绝对不用茅根。

妊娠期绝对不贪几个事：一个事就是热性药。无论患者说什么我们也不用。你们看刚才那个出血保胎的患者，巴戟天、鹿角霜都用上了，真没办法！所以妊娠期妇女保胎的时候，应该说凡是妊娠的患者——不管保不保胎，即或是她就想打胎我们都不干，为什么？大出血谁也弄不了！千万别当勇士！如果住在病房那我可以用点药，还要有得力值班的。因为万一半夜出了血，子宫复旧不全，咱们说客夺主位，瘀血不去新血不生，子宫不收缩，那就肯定麻烦了！为什么前置胎盘那么可怕？就是患者子宫里前置的胎盘没出来，你们看我这手（柴老手握拳），紧紧地，如果你给我手里加一个东西，那这手里就有空隙，拳头握不紧，这个血管无法闭合血就止不住。你

们千万别冒失!

所以我跟你们说,要学会保护自己——在不损害别人的基础上保护自己。那个患者两个月没来月经,体温没测,她怎么否认(编者注:指患者否认妊娠的可能),她讲得再合情合理,我也一定要查清楚,有证据,才用药,千万别找麻烦! 临床真的要十分慎重。你治好了 100 个阑尾炎,就一个有一点儿粘连,影响他肠子排气不好,结果那 100 个全没记住,就记得你这点儿粘连了。你们懂我的意思吧? 所以我说的关键在哪儿呢? 就在于你的武器和作战思路。这种思路是什么呢? 就是我刚才说的,实际上这是一种智慧,对患者也好,对我们也好。

所以我讲这个茅根,在患者怀孕的时候绝不用它。如果患者怀孕了有火,我用什么? 我用玉蝴蝶,双花(金银花)也可以,这多稳当! 也能清热解毒。如果有虚火用什么? 用地骨皮,地骨皮对妊娠没影响。现在有报道青蒿对绒毛有影响,那我们就别用了。如果在有虚火的情况下用地骨皮,这地骨皮能用多少? 我一般用 5~6g,绝对别多用。为什么? 因为它走下焦,清下焦火。

另外一点,你们发现没有,我用侧柏炭用得多。过去我喜欢用黄芩炭,现在为什么不用黄芩炭了? 黄芩炭好,它走肺经。但要走肺经不如用北沙参,用北沙参配荷叶,既清热又补肺阴,不管孕期是什么情况咱们都敢用!

我现在发现这个荷叶太棒了! 除了虚寒的,凡是有火的,不管是实火、虚火,荷叶都好用。原来我都不理解,过去有些老大夫最后手里用的就那几味药,怎么用都有效,他就用那些药,为什么? 他认了,这就是经验。我也发现,我用的药也越来越少,越来越少,但是不影响疗效。

还有一点要注意,就是血分药的使用,咱们要分年龄段:青少年的时候,可以用茅根、丹皮;中年的时候,用月季花、玫瑰花,疏肝清热活血;老了就要慎重了,用熟地、当归,又补肾又养血又稳当。有的时候我还加上旱莲草,为什么? 怕她那气提不住,就出血。那天我不是讲了嘛,旱莲草和女贞子是一对对药,补阴的对药。我想要补,补的时候加什么? 我喜欢加杜仲。为什么? 因为杜仲是温,它还能走下,毕竟是妇科,总要走下焦的。旱莲草可以走中、下焦,你要走下焦,加点杜仲,不是就带下来了吗? 而且去掉了旱莲草那种滋腻养阴之性。杜仲,我不用 20g、50g,杜仲我用

10g,但我又觉得药劲不够怎么办？我还教给你们一方法，就是同一类的药不要用大量。比如说我想要温经补肾，那我用杜仲再加川断，川断它也温经、走下，菟丝子也行。这药用得多棒！所以这读书，学无止境，不可能永远都会！

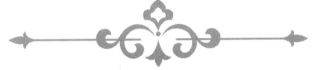

第三章 诊余杂谈

ER-3-1

柴嵩岩医学
杂谈

谈学习方法

【背景】

有妊娠保胎患者拿着柴老处方到社区去抄方,方中有莲子心和荷叶,社区大夫拒绝抄方,并言此二者于妊娠不利,患者复诊时提出疑义。作为学生的我们,并未太重视患者的反应。而柴老回去后,查了大量的资料,所以有了下面的内容。

那个患者不是说那个社区大夫不给抄方,也许我错了?也许是有什么新的研究我没注意?回去我赶紧查了,咱们这回心里就有底了。

莲子心,入心肾二经,而且它具有交通心肾的作用,这是药典里面说的:莲子心,交通心肾、清热、涩精、安神、清心火。我们用它来清心火以安胎,还有清心火以泻脾热的意思。它是交通心肾的,安胎用没有问题,而且我是在最新一版的《中国药典》里查出来的。还有荷叶,它是走脾胃之经,清热化湿,这个咱们都知道。荷叶炭是止血的,止肠胃之血。我同时也查了药典,看书上有没有其用药禁忌这一栏。

要看书啊!不能光上网查啊,要学透!我学透在哪儿呢?我就看看这本书里头有没有注明其用药禁忌,它根本没禁忌这一栏。荷叶在药典里没注明禁忌,我们还得查这本书里别的药。所以我查了水蛭,水蛭里就有用药禁忌,写着"妊娠期禁服"。这样就更反佐过来说明我们用的药是没有问题的。不明白我的意思吗?查的同一本书,都是查的药典,水蛭有妊娠禁忌,但是荷叶没有妊娠禁忌,说明咱们用的就是对的呀!药典里有用药禁忌这项内容。水蛭我给你们讲过,是入肝经,破血不伤正。但是水蛭它有走性、破性,药典里有注明其妊娠期禁用,所以我们不用。

所以我就希望你们要再刻苦一点儿。哪怕只有五分钟,你也要把你今天要知道的东西学下来,利用你走路的时间或者是有别的什么机会,你一定要把它学下来,你不能光坐着,懂这个意思吧?时间是你自己的啊!所以学习的时候就一定要找自己之不足,觉得我全会了怎么行?我说点儿实在话,包括我在内,你说这当归全学会了吗?没有!不要自满,不要觉得我行了。人是永远学不完的。历史这么长的时间,这么多东西咱们哪能都学会了!所以说做人要有所追求,学习一定要把它学透了。这水蛭,那么我今天说到这儿了,回去就你查水蛭,我教你方法。老师说的这莲子心和荷叶,我自己再看一遍。

这就是学习,这就叫学透。

对写书的要求

我觉得写书,实际上要写什么呢? 一个是学术,一个是情。这个情是什么呢? 不是我们跟患者沟通得好,而是看我们书的人他有收获,而且在他心里头,他服帖你,他觉得你这个书对他有好处。这才是我们写书的目的和效果。

为什么我说要历史来保留它? 你像有些所谓的验案,写得并不好,可是人家有的地方一句话,是我们想不到的地方,就能很好地提醒你,给你启发;或者是你有这个想法的时候,但没有依据,前人的书里给你留下了,所以……

我们写这书,当然,"雁过留声,人过留名"嘛! 名嘛,也很重要,这个名是什么呢? 是品德! 一定要注意这一点:这个名是品德! 而不是说你是曹操,也更不是那些奸臣。咱们要做正正派派的人,我也不会说那些话,总之吧,做一个好的医生。对得起后人,对得起教我们的人,对得起自己的品德,对得起我们自己,就这三"对得起"就行了!

从大补阴丸说到大医精诚

小孩用药要特别地谨慎。我总说,小孩他不是纯阴,也不是纯阳之体,因为孤阳不生,孤(独)阴不长。当年在药审办(编者注:原卫生部药品审评委员会委员办公室),对于上海有人用大补阴丸治疗小儿性早熟,进行论证的时候我说了几句话:我说小儿的生理是所谓的"纯阳之体",其实他是阴阳平衡,因为不可能纯阳! 纯阴、纯阳都不可能生存。如果用大补阴丸,但他没有伤阴,为什么补?

另外一个关于处方中猪骨髓的使用依据,我就特别地强调这个问题! 如果在五十年前可以,但是现在这个社会,这个时代,关于这个猪脊髓,这条多重? 用什么喂养的? 作为临床经验、治疗个案,我们可以向他学习,但是作为一个药物,我建议要慎重,一定要慎重!

所以不要看别人怎么治,我也拿过来照搬,那不行! 你要认识它! 比如一个药,在没有特别深入地了解它的时候,你不能随便写出来。写出来有两个道德:一个是你的医学道德,一个就是法律道德。同意这种说法吧? 医学道德就是品德、道德,患者喝的是你的汤药,每一个配伍、每一个量我们都是有依据的。如果这个药的量,犹豫是用 10g 还是 15g,那我最多写 6g,绝不用 12g。然后回去查书——而且别查一本,多查几本,最后得出一个你认为最好的量。

所以什么叫大医精诚? 精,是要精华,是学术;诚,就是诚信。这才是好的医生。

论 骄

我说戒躁,是一个性格的问题。戒骄是品德。在任何时候不要骄,因为山外有山,人外有人,云彩上面还有云彩,所以骄是不应该存在的。骄是阻碍你进步、做人的最大障碍,或者说是你在人群中社交的一个最大障碍,也是你进取的最大障碍,因为你满足了,你才骄嘛,对不对?

反对开大处方

这里我要说,作为一个医生,我觉得开大方子是个学术上的耻辱!"学术上的耻辱",这又是新名词吧? 因为咱们应该要爱护资源,而且不炫耀,就算是国家的医保,我们也绝不让国家多浪费钱! 我们既不耽误病情,但是我们又要考虑到这个国家的负担。咱们不是说咱们自己多么美好,因为我们真是这么做的,而且我们一直是这么做的。用多产的、价格比较低的、不影响疗效、基本有同等效果的药物,是我们组方的原则。强调一点,咱们不说别人,咱就说咱自己,一定要很客观,不涉及别人。医生脑子里要有药的资源、价钱,必须有除了治疗功效以外的这些东西。

关于用药药量的比喻

作为一个医生,一方面要全面地掌握药性;另外一方面,也要保护自己。我们绝不坑患者,但是我们不冒进,因为我们不是冒险家,这也不是在战场！在战场，拿着这炸药包，我就能把这碉堡给炸了，那行，牺牲一下也值了。不然的话，不要这么做。

掌握好用药，可以把同类的药归类起来，临床用的时候用那个药的中量（编者注："中量"是指在药物剂量规定范围内的、在最大剂量和最小剂量之间的中间剂量），这样不就达到目的了吗？比如想活血化瘀，何苦非得来一个当归30g呢？我可以当归10g，川芎再来5g，益母草再来10g，加起来这都多少克了？这样既达到活血化瘀的目的了，同时却一点儿也不冒进，多好！

关 于 脉 诊

望、闻、问、切四诊中，这切放在第四位，说明它不是最主要的，也可以说脉诊它有的时候有意义，但是有的时候就是个参考。望、闻、问、切是要综合对待的。上回不是网上弄得挺热闹的，咱们就不说是谁了，中医要是能号脉号出来十个妊娠的脉，经化验确诊对了，他给奖励5万块钱。我有一次在会上说：我们北京的中医有饭吃，我们不领你这赏，你不要这么歧视我们，有这样的吗？后来就因为这个我查了好多书，好多古人的观点都认为，一方面要综合对待，一方面望闻问切，切放在最后，就因为它不是绝对的标准。还有我看到蒲辅周蒲老，他是周总理的保健医，他讲过一次课我听过，他也提到脉的问题（编者注：具体内容柴老没说）。

脉诊，对我们妇科来说，由于患者都是女人嘛，女人主要是看脉的滑象，看滑象的力度。当然这手摸脉摸得多了，发现这脉里面还包含好多生活的东西。我之所以能看到这些东西，也不是光摸脉，还有好多其他的内容，比如患者她的情绪、她的神色，我有的时候就揉到一起，最后得出一个看法。所以这个脉一定不要孤立地看。有的人觉得中医号脉是骗人的：这脉怎么了？脉不就是心跳出来的吗？也不能那么对待！

女人的脉要联系好多内容。比如在月经周期的不同阶段，脉不一样；不同年龄段的脉，也都不一样；还有不同的职业、不同的体型，脉也是有差异的。如果一个胖人，她的脉偏细，很正常；但是瘦人的脉细就不对了，为什么呢？因为瘦人的脉容易摸到。所以好多东西，为什么要手把手地教就是这个原因。

关于循证医学

有很多药,为什么你的疗效好,就是因为你用得好。为什么这个人爱吃你的饭,你可能那葱放得巧。不是你全会,是在某一点上你抓住了特点。昨天我查了一下那个循证医学,现在是循证医学时代,所以我们要从证上来认识疾病。我把这"循证"重新查了查字典。我是这么学习的,你们不要嘲笑。"循"是什么呢?是遵守,遵守规则。"循"有"寻找"的意思,还有一个意思就是"定位"。那么我们就把它作为循证医学理解的时候,我们在循什么?就是遵守它的规则。遵守什么规则?中医证候的规则。

关于"证",我又特意地查了查。这个"证"本身,就是"证据""证书",这层意思咱们就不管了。"证",我又翻了一页,在查另外一页的时候,上面写到:"证",中医说它是"癥","癥瘕"的"癥"。这个对我们很有利。"癥瘕"的"癥"就是疾病,还提到了"腹内癥瘕""腹内癥病"。所以把它归纳起来,我们要找到并遵守疾病证候的规则,就叫做循证医学。我一直在查这个。所以循证医学,讲了半天,循什么证?怎么循?不是寻找,是遵守。

第四章　医案实录

最能反应医生临证思维、用药特点的，当属医案。跟诊柴老期间，间断记录了老师诊治一些疾病的过程，包括问诊的特点，以及对疾病的病因病机、治疗用药的分析讲解，还有穿插期间的柴老为人、为学、为医的妙语，感叹之余颇有收获。今仅选取20个医案，也许疾病相同，但诊治特色各不相同。由于柴老讲述的内容不仅仅限于该疾病、该诊次，故未按疾病分类，而是按医案中患者就诊的顺序排列。

月 经 先 期

关键词:月经先期的用药,对药的概念

【一般情况】

黄某,女,21 岁。2011 年 1 月 18 日初诊。

主诉:月经频发、量少 1 年。

既往史:患者 12 岁初潮,月经 7 天 /15 天,量中,无痛经。用避孕药治疗未愈,服中药后月经正常。2009 年初来京工作后,月经 5~7 天 /15 天,量少。末次月经(LMP):2011 年 1 月 6 日,前次月经(PMP):2010 年 12 月 24 日。平素喜食辛辣。

刻下症:便秘,余无特殊不适。舌绛,脉细滑无力。

既往史:16 岁行腹腔镜手术(右卵巢囊肿剥除,自述囊肿直径 4cm,具体不详)。

辅助检查:

2010 年 11 月 21 日查:E_2 68.2pg/ml;T 0.36ng/ml;LH 10.2mIU/ml;FHS 3mIU/ml;P 0.77ng/ml;PRL 7.2ng/ml。

自述 B 超检查双侧卵巢均为多囊样改变。

处方:

北沙参 15g	瓜蒌 20g	丹参 10g	枳壳 10g
女贞子 15g	槐花 5g	月季花 6g	茵陈 10g
远志 5g	生甘草 6g	生牡蛎 10g	地骨皮 10g

30 剂,水煎服,日一剂。

复诊:2011 年 2 月 22 日。

刻下症:末次月经为 2011 年 2 月 11 日,经期 3 天,周期 24 天,量较前增多,经前基础体温为不典型双相,卵泡期(低温期)短。前次月经为 2011 年 1 月 19 日,量少。舌暗红苔薄白,脉细滑。

处方:

生牡蛎 20g	当归 10g	川芎 5g	白芍 10g
旱莲草 15g	覆盆子 15g	莲子心 3g	莲须 10g
石斛 15g	荷叶 10g	地骨皮 10g	瓜蒌 20g

30 剂,水煎服,日一剂。

【诊后讲课】

这个患者周期原来是 15 天，现在改到 24 天了，记得吧？她现在用药是不是就要用茜草、桃仁这类的呢？这是错误的，不是我要开的药。

对这样既有出血，又有周期缩短的患者，我觉得要分两个阶段来对待。假如她正在出血，还是我讲过的那个"月经第 5 天服药"（内容见前），你应该在她的周期的第几天把药用上去？（学生答：第 4 天晚上。）对，这个晚上很重要。什么理由？我也说不出来。反正我的意思就是说，让她的内膜有机会脱落一下，就这个意思。在月经周期的第 4 天用药，这个时候要推迟她的这中间这一段时间，就是月经后和排卵前这个阶段。所以不能用活血药，包括当归都不能用。但又想要养血，怎么办？用覆盆子！刚才谁说用10g，我说 10g 太少了，这个时候我们要固它，覆盆子最少要用到 12~15g，10g 是不对的，说明对药物的认识还不是特别到位。因为这个阶段要固它，这个方子还可以加旱莲草、地骨皮。在这个期间用旱莲草、地骨皮的同时，如果担心留邪，可以加上益母草。这个益母草根据情况给量：如果患者的周期特别短，就用 6g。像这个患者，今天已经是月经周期第 12 天了，基础体温还没上去，益母草就用 10g，这个时候还可以上别的药，比如当归、川芎，都可以用。

如果患者现在正好是月经的第 4 天，咱们要先稳定她这一段，这个时候覆盆子要多用，固它，另外旱莲草也要多用。这两个药，既不温动，也不过度敛阴，这两个是互相依赖的一对对药。这两个药，在这个方子里头叫对药。

什么叫对药？就是正好在你用它的时候它给你起两层作用，两者互相帮助，这就叫对药。所谓的我长期用哪些对药，那是错误的，这一点，要记住。咱们不评论别人。对药，是你在用它的时候，正好这两个药起到了互相辅助的作用，那叫对药。你说白芍和熟地好不好？好！但是滋腻敛阴。假如说这个患者三个月才来月经，或者闭经，你还用吗？那就不是对药了，起码不是你这方子里头的对药。那假如说这个月经是过期的，好久不来了，那白芍和川芎这叫对药，熟地和川芎这叫对药。对不对啊？

对于这个患者，还要再讲一下她的个体差异性。她是外地的，一个月才能来，咱们又不愿意她月经过分地过期，这个时候，我加了瓜蒌，瓜蒌是走二阳经的，这个可以改善她的月经问题。你来给我念念方子吧！（学生：

生牡蛎,当归,川芎)对,当归,川芎,这就可以改善她了。所以覆盆子要多用,用瓜蒌清肠胃热,它也可以解决月经先期的问题。

附:2011 年 3 月 22 日三诊情况

末次月经:2011 年 3 月 11 日,量少,带经 7 天,经前基础体温为不典型双相,现基础体温(BBT)呈单相、低温。服药期间大便正常,停药后大便偏干。舌红苔白,脉细滑。

处方:

生牡蛎 15g	白芍 10g	乌梅 5g	莲子心 3g
合欢皮 10g	女贞子 15g	枳壳 10g	瓜蒌 15g
槐花 5g	大腹皮 10g	柴胡 3g	旱莲草 15g
侧柏炭 10g	椿皮 5g		

20 剂,水煎服,日一剂。

多囊卵巢综合征

关键词:痤疮的治疗,诊后处方分析

【一般情况】

患者胡某,女,20 岁。诊为多囊卵巢综合征。

主诉:无自主月经 4 年。

现病史:12 岁初潮,月经 4~5 天 /4~6 个月,量中,痛经(−)。4 年前闭经,3 年前妇产医院诊断为"多囊卵巢综合征",予炔雌醇环丙孕酮(达英-35)治疗 3 年,双乳头有毛,面部有痤疮。2010 年 4 月开始采用中药治疗。

复诊:2011 年 4 月 19 日。

刻下症:前次月经(PMP):2010 年 10 月 8 日,带经 5 天,量中,前 BBT呈典型双相;末次月经(LMP):2010 年 12 月 31 日,现 BBT 单相,患者有痤疮,唇周痤疮明显,大便调。

舌淡红苔白腻,脉沉滑。

处方:

野菊花 10g	白头翁 10g	莲子心 3g	土茯苓 20g
知母 6g	连翘 10g	蒲公英 10g	桔梗 10g
浙贝 10g	夏枯草 10g	茜草 12g	丹参 10g

车前子 10g   桃仁 10g   槐花 5g   冬瓜皮 15g

20 剂,水煎服,日一剂。

【处方分析】

柴老:开方吧!(柴老说处方:野菊花 10g,白头翁 10g)你看野菊花和白头翁,我都让它们走大肠,这个患者的特点就是口唇周围的疖肿。注意,我这已经开始讲课了啊。(柴老说处方:莲子心 3g,土茯苓 20g,用点知母 6g,连翘 10g,蒲公英 10g,桔梗 10g)

柴老:(问患者)你能报销吗?

患者:自费的。

柴老:要是能报销的话,你们开川贝更好。我现在还是开浙贝(柴老说处方:浙贝 10g,夏枯草 10g,茜草 12g,丹参 10g),接下去开始治疗她底下的那个多囊卵巢了!(柴老说处方:车前子 10g,桃仁 10g,槐花 5g。)如果她大便干,就加熟军(即熟大黄);她大便不干,就不加。(柴老说处方:冬瓜皮 15g)

在这个方子里我们要注意几个问题:一个是我们没有用当归,也没有川芎,我们不走辛温药,菟丝子也不能用,为什么呢? 温性的药不能用! 因为她的痤疮正好在活动期! 你看她特别壮。这个方子呢,还要注意的问题,一个是知母的问题,一个是白头翁的问题。知母走脾经,泻脾热;白头翁走大肠,而且它清热解毒的作用也比较好,野菊花也是同样的。(蒲)公英是治疗疔疮的,她脸上这个是多个疖肿融合起来了,不就是(蒲)公英主治的吗?! 所以,在《医宗金鉴》里头,对于这个痤疮有好几段谈到这个问题的。《素问》"病机十九条"里面,谈了一个痒,一个痛,一个火,一个心的问题,你们回去看书,我说的这话,你验证一下,老师说的对不对! 老师为什么还记得住这些文章里的东西? 你们现在就应该拼命地记经文,一定要记!

冬瓜皮呢? 我为什么要用冬瓜皮? 冬瓜皮可以治疖肿,排脓,这是第一点;第二点,我是考虑她疖肿消退以后的色素沉着,这是治未病。治未病,什么叫治未病? 所以到现在为止,《中国中医药报》也在谈,今年的重点要治未病,治未病是什么? 在中医的治疗里面,治未病是五行的传递,还是以预防为主? 以预防为主,那就是传染病了。不是传染病,那就还是五行传的问题。

复发性流产（滑胎）

关键词:滑胎;闻声识患者;诊治实录

【一般情况】

患者李某,40岁,初诊日期:2011年7月2日。

患者既往月经规律,孕3产1,育有1女,17岁,有生育要求。2009年和2010年两次胚胎停育史,末次妊娠2010年12月,孕7周见胎心胎芽后停育。

刻下症:LMP:2011年6月28日,PMP:2011年5月29日,量中。舌暗苔厚腻,脉细滑。

辅助检查:

2011年5月30日查卵泡刺激素(FSH)8mIU/ml,黄体生成素(LH)4.8mIU/ml。

自述经前B超内膜0.9cm。

处方:

当归10g	益母草12g	地骨皮10g	清半夏5g
茯苓10g	菟丝子15g	车前子10g	夏枯草10g
杜仲10g	远志5g	郁金6g	生麦芽12g

20剂,水煎服,日一剂。

【诊治经过】

柴老:你这是二婚?

患者:不是二婚。

柴老:那17岁的孩子是女孩?

患者:对,对。

柴老:你早几年多好啊。

患者:我早几年忙着干事,就没要。

柴老:做生意的?

患者:对,想要了就又停育了,已经两次了。

柴老:你这土地好的时候你不种,等你有化肥了你又想种了。

患者:很迫切地想要但是现在不敢要了。

柴老:看舌头,舌质暗,苔厚腻。你现在先别怀,怀了也得掉。先缓几个月,秋天再说吧,我得看看。一个月才排一次卵,你着急也不行,你有多少钱也不能着急,不成给闺女一样,你自己还花,你买好衣服穿不一样嘛。

患者:还是想要一个。

柴老:想要,是个人的想法,但客观地讲不一定来呀,这事,你不能把自己捆绑起来。

患者:我相信柴老,也相信我自己。

柴老:你还是相信你自己吧。你这话以后别跟别人讲,要是遇见骗子了你这次就算完了,准叫人给骗了!心理状态是心理状态,科学是科学,做人是做人,末次月经什么时候?

患者:6月28日。

柴老:正好现在吃药,但是你现在别怀啊,躲一躲。你那里头湿气太重。(柴老说处方:当归,坤草,地骨皮,清半夏,茯苓,菟丝子,车前子,夏枯草,杜仲,远志,郁金,生麦芽)。(对患者)回去把甜的先忌了,忌甜的和凉的。因为你脾虚,体内湿气太盛。现在先开二十副吧。

患者:好的,吃完这二十副可以要吗?

柴老:不行,我得看看基础体温,我必须看基础体温。

【诊后分析】

(患者离开后,柴老分析:)这个患者她有几个迹象你们要注意:一个迹象就是她的声音特别壮,一种刚性的声音。再有一个,她有一种心理上的迫切感。所以像这种情况,一方面要降她的肝气,再有一方面,你们看她的舌苔,那么白,发粉,像扑粉一样,对于她的舌苔我刚没说那么多。她舌质是暗、绛的,舌苔是白厚,我说了个白厚,但是实际上一个是厚,刚才白得像粉,像抹的粉一样,不是一般的腻,像这种情况,说明她肾脾伤得很厉害,脾受湿困,所以你们看我后来的药都给她去脾湿。

为什么我说她现在不能怀?怀了也得掉,所以让她秋天再说,是考虑秋天属金,金气可以克肝,肝经(气)弱的时候脾经(气)可能能上来,我觉得在这个时候——秋天再考虑,这些东西要连贯起来。

青春期功能失调性子宫出血(崩漏)

关键词:崩漏的治疗;玫瑰花

【一般情况】

马某,18岁,自15岁初潮起即出现月经紊乱,已持续3年。有崩漏病史。LMP:2011年6月5日至6月16日,服中药后血止。

复诊:2011年7月5日。

现无阴道出血,舌肥淡暗,脉沉细无力。

处方:

覆盆子 10g	莲子心 3g	侧柏炭 10g	香附 10g
生牡蛎 15g	首乌 10g	地骨皮 10g	青蒿 6g
金银花 10g	白芍 10g	陈皮 10g	柴胡 3g
仙鹤草 10g			

7剂,水煎服,日一剂。

【诊治经过】

柴老:我看看舌头——暗,淡暗,舌肥淡暗;脉沉细无力。功血(功能失调性子宫出血的简称)一直压着治是错误的。但是出血多,重度贫血的患者,为了救命,没办法西药避孕药也得用。在患者一般情况还好的情况下,所谓的常规治疗,不管中(医)的、西(医)的,一直压着就不行了。

咱们说中(医)的,像现在这种情况下,紫草、苦丁茶都不能给她用,因为她已经是在发育期了,如果我们只图眼前的临时效果,你把她以后(的功能)给她压制了,这从道德上讲是不对的(编者注:紫草和苦丁茶都有抑制卵巢功能的作用)。你得让她成熟才对! 如果用药压制她,就等于我拿土去埋她,不让她长,那不可能,她总是要发育的。我们的治法跟别人是不一样的。(对患者说)从你目前的症状上来看,你有点多囊卵巢综合征的现象,有人怀疑过吗?

患者:有的,我原来也做过B超,B超结果就显示多囊卵巢。

柴老:多囊卵巢的这种出血症状特别难治,真的。脉细无力。末次月经什么时候?

学生:她是6月5日到6月16日,出了十多天血以后吃中药止住的血。

柴老:吃什么中药啊? 带来了吗? 把方子拿来。我怕她吃了苦寒的药,你先念念。

学生:生地,仙鹤草,益智仁、玫瑰花、三七、阿胶、棕炭、菊花、土茯苓、柴胡、党参、白术、砂仁、当归、生地、丹皮。

柴老:用玫瑰花了? 多少克?

弟子:是的,玫瑰花10g。

柴老:知道了,开方:覆盆子,莲子心,侧柏炭,香附,生牡蛎,首乌,地骨皮、青蒿、双花(金银花)、白芍、陈皮、柴胡,仙鹤草。

弟子:柴胡3g还是5g?

柴老:要少,3g,这个就是起疏解作用。(对患者)先调调,多囊卵巢出血不好治。回去把辣椒、乌鸡忌了,可以吃点鸭子,羊肉忌了,牛肉可以吃点。

患者:那如果我来月经了可以吃吗?

柴老:来了那就停五天。量要是多的话,第三天接着吃。

【诊后分析】

柴老:患者走了,我说几句话。把诊室门关上。那个方子有误区。出血的时候玫瑰花是绝对不能用的。玫瑰花是疏解肝郁、活血化瘀的,而且药典里玫瑰花的用量最多只是6g,在中药学书上它的用量一般就是两钱(6g),没有开10g的,那个方子开了10g,出血期绝对不能这么用的。因为有很多没有血的患者喝玫瑰花茶都会出血,所以这一点是绝对是错误的,如果要是考试,冲这一个玫瑰花绝对不让他过。

还有,既然用益智仁,为什么用生地? 益智仁是补肾的,你再用生地滋腻。生地跟生牡蛎是一个对药,在1962年上海出版的《中药学》里面,生牡蛎这味药的后头有一个按语,按语里头提到生牡蛎和生地对热性的出血止血效果非常好,用量是二比一,比方说牡蛎是20g,那生地就10g。舌苔腻就不应该用地黄,可是患者在出血期,在这个时候你可以用荷叶,你们想到没有?

学生:用枳壳呢?

柴老:那是错误的。你不能用枳壳啊! 枳壳呢,可增加平滑肌收缩,"宽中下气,枳壳缓而枳实速也",这古人《药性赋》里面是这么说的。所以对于出血的患者,枳壳类的药不能用,包括川楝子,除非她有瘀血,有瘀血性的出血,你用益母草、枳壳可以增加子宫收缩。我为什么后来给这个患者加上仙鹤草了呢? 我不是让它来止血,仙鹤草有增加子宫平滑肌收缩的作用,如果她有一些残留,你将仙鹤草用上去会有好处,这是第一。第二,仙鹤草有一定的补益之性,南方好补,因为夏天人出了很多汗,所以在夏天过后的秋天,用仙鹤草来煮鸭子,来补男人损伤的一些津液。这个仙鹤草男女都能用,老年人也能用。排瘀的时候,方子加上了益母草,只能用6g,不多用。

所以这医生不懂得药,不懂得自己专业的基础,上来就用生地,就用玫瑰花,你是给人家治什么的? 疏肝? 给人治更年期? 出血? 更年期的卵巢功能跟幼年期卵巢功能,都是参差不齐的,但是更年期的卵巢功能是趋于老化了,而青春期的卵巢功能是趋于成长。对这样的孩子一定要抓紧,让她好好地成长起来,如果这患者今年40岁问题就不大了,可现在她还不到20岁,她的生活还没有开始呢! 所以作为医生来讲,既要治疗到她现有的病,也要考虑到她后来几十年的一些生理状态,这是我们要做的。所以用荷叶吧,如果在这样的夏天想用生地,患者又有苔腻怎么办? 那就把荷叶加上,荷叶的作用有多重性:第一,去暑热;第二,止血;第三,不留邪;第四,能化浊。那不是一举几得吗?

卵巢早衰一

关键词:卵巢早衰;瘀血证的特点;实录;答疑

【一般情况】

初诊患者,陈某,32岁,初诊日期:2011年7月2日。

主诉:月经紊乱1年,月经量少3个月。

现病史:患者平素月经3天/30天,量中,痛经(+)。患者自2010年1月无明显诱因突然停经4个月,黄体酮撤退性出血后月经20~40天左右一行,量中;外院诊为"卵巢早衰"。近3个月月经自然来潮,量少。LMP:2011年5月9日,带经3天,量少;PMP:2011年4月16日,带经3天,量少。2011年4月月经量较前明显减少,点滴即止。

刻下症见:潮热、汗出、乏力、心烦易怒、夜半咽干,无带下、性交困难、纳差、尿频、大便调,基础体温单相。

婚育史:已婚,G_2P_1,未避孕,配偶精液正常。

既往史:2004年行剖宫产1次,2005年行人工流产1次,2008年行右侧卵巢囊肿穿刺术(具体述不清),平素喜嗜辛辣,无特殊病史及传染病史,无药物过敏史及其他过敏史。

舌象:舌暗绛红,苔不洁。

脉象:左脉弦滑,右脉沉细滑。

辅助检查:

2011年6月3日查女性激素六项示:LH:37.69mIU/ml;FSH:86.7mIU/ml;E_2:9.7pg/ml;T:21.3ng/ml。

2011年6月3日B超示:子宫4.1cm×3.6cm×3.3cm,内膜厚0.4cm,右卵巢:1.8cm×1.9cm,左卵巢:2.0cm×1.3cm。

处方:

北沙参30g	玉竹10g	茜草12g	荷叶10g
白芍10g	桃仁10g	牡丹皮10g	夏枯草12g
桔梗10g	杜仲15g	女贞子15g	生甘草5g
益母草10g	香附10g		

40剂,水煎服,日一剂。

【诊治经过】

患者:我这病估计去年就有。

柴老:去年? 你得这病不会只有一年,至少也有两三年了,不会是突发的,除非你中毒了。这病不会那么快的。(对学生)说说这舌头!

弟子:舌暗,还有点偏红。

柴老:还有? 偏红是对的,你别忘了,还有干,特别干! 她这种舌质是大伤阴液,那你就要看她的脉象,脉象有两种可能,其中一种是特别沉细,这种是肾脉伤得厉害。她不是,她的脉弦,她往上走。她左右手脉象不同:右脉是弦滑,往下按的话根不够;左脉是沉细滑。她今年才32岁,有希望,真的有希望!

我们看她的舌头:舌暗、绛、敛,苔不干净。你要是这么形容的话,这个病例就写出来了! 但是你还缺东西,缺什么呢? 一是问她有没有口渴,二是要注意大便,还有一个再问她的职业。如果叫我来评论,我就要问这些东西:她有没有渴的情况,她是做什么工作的?

患者:在家,这一年都在家。

弟子:口干吗?

患者:没有特别明显的口干。

柴老:像这种患者容易夜里嗓子干。

患者:对,对,是的!

柴老:像这种患者叫"夜半咽干不喜饮",夜里咽干,但是并不想喝水。想漱漱口就得了。

患者:对,对,喝上一口就可以。

柴老:不愿意讲太细,讲太细,就有点江湖气。所以我不讲,我自己的方子里头有了,不是不给你们讲,讲太多了人家就该说咱们就吹牛了。这种"夜半咽干不喜饮"有几个可能:一个就是脾气不能上升,它也可以出现;还有一个就是肾亏,咽喉是跟肾气、肾脉相系。你们回去要好好地把它沟通起来,一天你就认一个证,三百六十多天有多少证不够你认出来?像这种情况你不要养阴,没有用,你就化瘀血。

(柴老说处方:北沙参、玉竹、茜草、荷叶、白芍、桃仁、丹皮、夏枯草、桔梗、杜仲、女贞、生草、玉竹、坤草、香附。)今天头一次来嘛,她也有月经,她只是月经量少,是不是?吃20副停5天,再吃20副再停5天。

【诊后提问】

学生:她有潮热出汗,这是卵巢早衰的一种表现。她的脉,您说脉象是沉而不起,说明了肾是亏的,但是脉还有滑动之象,说明生机尚存,最后您是从瘀血论治的。

柴老:这个分几个方面考虑:一是卵巢早衰的患者病程长;另外,她的舌敛,干,伤阴明显,阴亏得明显。这个卵巢早衰的患者不是急剧的热病,它不是热证,不是大热之证,所以这种人,她容易出现瘀血,夜半咽干不喜饮,不想喝水,但是很干,不喜饮就是拿水漱漱嗓子。她的脉是细的,如果她舌苔厚的,就是说胃里有热,胃里有热就渴,渴就喝水,她不渴,为什么不渴?她的咽干就是瘀血性的,气血不和,古人有这样的描述,就是夜半咽干不喜饮,这是瘀血性的,很常见的症状,但是这个一定要考虑脉。脉如果是细弦的时候,她是虚性的瘀血结聚,就是阴血亏损过度了,要这样不是大热证或是大实证,所以她不会太渴,不会大渴引饮,张仲景说的"大渴引饮",那是抱着水壶不停地往嘴里倒水,那是大渴引饮,饮不解渴。这个呢,不想喝,只是嗓子干,气上不去。就这种患者脉象如果很细,即便有瘀血也不能打!因为她病程长,真正卵巢早衰的患者没有大热证,没有大热证、大实证。你看那阳明证,绝大多数都是虚性的,即或有也是便秘不爽。遇到这种患者,我们现在比较难处理就在这儿!如果她七天来一次,我用上清肠胃的药,比方说用瓜蒌,用杏仁,用点枳壳,甚至用点芒硝类的,都可以,可是患者最少两个月来一次,这方怎么用?可能反而引起腹泻!所以现在反而不敢把走大肠的药作为君药,还是以化瘀、养阴、增加气化为主,再结合中医的辨证特点来辨证。

不同的患者、不同时期、不同条件,我们讲因人而异、因地而异,而我还要因职业而异、因年龄而异、因季节而异,还要因饮食习惯而异、因职业特点而异。现在这个社会,要考虑到她所谓的经济条件,还有一个情绪问题,很复杂啊!女人这内在的心理,很难揣摩。她有什么所谓的"不得隐曲",过去古人是讲"不得隐曲女子不孕","不得隐曲"就是中医讲的氤氲期,也就是在求偶期所欲不得、不满足的时候或有变化的时候,也不能去跟别人讲自己曾经有过氤氲的要求。现在"不得隐曲"的内容多了,丈夫外头找人了,她自己外头也有人了,或者是生活习惯的改变,生育不能得到满足了等等,只要是不能告诉人家的事情,都是"不得隐曲"。我平常讲,"曲"是个故事,是不能告诉别人的一个内容,不是说我今天渴啦,我看别人都没有水,我不说,不是这个意思。是我不能告诉你,我隐藏在心里的那种委屈或者是一种欲望,是想要得到的东西,这么理解这个"不得隐曲"。

治疗,包括心理治疗、暗示治疗。暗示治疗是什么呢?你看比如说患者今年才20多岁,她卵巢已经早衰了,她对生活已经很绝望了,假如我们摸到脉象有动象,说明她还有一点儿根基,血海没有枯,那你就给她力量。

就像我经常说的"有希望",这就叫暗示,给她前景。如果患者50来岁,FSH 58(单位:mIU/ml),做了那么多次试管,她再有钱你也不能说"有希望"。这样的患者我们不保护,不是对患者不保护,用药该保护就保护,保护她这个年龄段的生理内容,但是我们不敢跟她讲你这病"不怕,有希望",这"有希望"不是轻易能说的,这是科学。

卵巢早衰二

关键词:卵巢早衰,硬皮病

【一般情况】

孙某,女,33岁,初诊日期:2012年2月7日。

主诉:闭经 1 年余。

现病史:既往月经规律,初潮年龄 13 岁,3~5 天 /30 天,量中,无痛经。已婚,孕 2 产 1。末次月经:2011 年 1 月 14 日(自然),前次月经:2010 年 12 月 8 日。2005 年 9 月患"系统性硬皮病",口服泼尼松及中药治疗,2010 年 4 月产后继续治疗,加用环磷酰胺,半年后闭经至今。外院诊为"卵巢早衰"。

现症见:面色青暗,皮色不均,紫暗相间。诉阴道干涩,性交痛,无带下,有潮热,眠欠安,多梦,二便调。仍服泼尼松治疗中。

舌嫩暗红,脉沉细弦滑。

辅助检查:

2011 年 12 月 27 日查:FSH 137.79mIU/ml,LH 65.7mIU/ml,E₂ 13.41pg/ml,T<0.1ng/ml。

2011 年 12 月 30 日 B 超示:子宫 4.2cm × 4.36cm × 2.5cm,内膜呈线样;右侧卵巢 1.8cm × 1.2cm,左侧卵巢 1.8cm × 1.0cm。

处方:

冬瓜皮 20g	泽兰 10g	浙贝 10g	合欢皮 10g
茜草 12g	月季花 6g	桔梗 10g	绿萼梅 6g
金银花 10g	连翘 10g	土茯苓 20g	丹参 10g
玉竹 10g	香附 10g		

14 剂,水煎服,日一剂。

【诊治经过】

柴老:当时发病的时候你自己有什么感觉?

患者:您说发病的时候? 就是手关节疼,像类风湿一样,我就去医院抽血检查,然后说是系统性疾病,我一直在北京协和医院看这个病来着。

柴老:那张检查结果,念一念。

学生:去年 12 月 27 日查:FSH 137(mIU/ml),LH 65(mIU/ml),E₂ 13.3pg/ml。

柴老:白细胞多少?

患者:没查。

柴老:这个必须得查! 子宫大小 4.3(cm)× 4.2(cm)× 2.8(cm),加起来 11.3(cm),内膜线状,回声均匀,两个卵巢都萎缩了,用环磷酰胺,一定要

患者初诊时的
望诊图像

注意她的血小板和白细胞,注意整体的血液检查,肝肾功能都好吗?

患者:都好,每次吃药之前、复诊前都查。

学生:她等于是 2005 年得的病,开始用的是泼尼松加中药治疗,然后2010 年生的孩子,产后才加的环磷酰胺,吃了半年就停经了。

柴老:阴道干不干?

患者:干涩,同房时疼。

柴老:过去发烧吗?

患者:不发烧,从来不发烧。

柴老:没吃过什么东西? 去没去过外地? 突然得了硬皮病?

患者:没有吃什么特别的东西,得病前也没去过外地。自己感觉是受风了。夏天的时候,那是七月份,我在屋里睡觉,窗户打开着,我就在窗户下面睡,感觉受风了,还有那段时间压力特别大,心情也不好,自己感觉和这些有关系。

柴老:她这个望诊要做重点描述,望诊所见主要是皮肤改变,皮色不匀,紫暗相间;我看舌头,舌嫩暗红。脉沉细弦滑。按道理讲你这个卵巢早衰是吃环磷酰胺造成的,药物性或放疗后的卵巢早衰治起来非常困难,真的难治。

患者:还有希望吗?

柴老:不好说,只能说尽力。药物性的卵巢早衰太难治了,尤其是放射线或者化疗导致的。你吃的环磷酰胺是化疗药物,所以这个破坏性非常大,而且 FSH 数值都已经到了 137(mIU/ml)了,卵巢功能相当于七十岁以上的卵巢了,你这个子宫内膜成线状了,提示已经完全老化了。

患者:我现在还吃强的松(泼尼松),就是美卓乐呢,还有中成药。

柴老:我跟你讲中成药不行,我们说实在话,像这类病到目前为止如果能治好,都是个案。

患者:我吃的是治疗硬皮病的药。

柴老:我看看有什么成分?

学生:苏木,降香,川牛膝,赤芍,黄芪等,是北京协和医院的内部制剂。

柴老:那你还治月经病吗?

患者:我治。我这些药本身是治硬皮病的。

柴老:你不能一个人又喝热水又喝凉水,明白这意思么?

患者:哦,那您说我怎么办?

柴老:因为你这硬皮病要紧,你得保命啊。按我们的观点治月经病是一种思路,他们治硬皮病又是另外一种思路,而我们也没有把握让你停用现在正在吃的治硬皮病的药。

患者:环磷酰胺已经停了,是(北京)协和(医院)大夫让停的。

柴老:环磷酰胺你肯定得听协和(医院)大夫的。就说中药吧,中药是有性味的,有凉的、有寒的,有热的、有温的,你吃的这中药的成分让我说,我就不满意,但我没有资格否定人家,毕竟我也不是那个专业的,明白我的意思吗?

患者:那我听您的。

柴老:你也别听我的,我没把握,真的没把握! 你们(指学生们)过来,我们探讨一下这个患者。

她的病程已经六七年了,环磷酰胺大量、重度地打击了卵巢,能不能恢复也难说。但从她现在的状态来说,一方面她年龄不大,另一方面她看起来思虑较重。(对患者说)你呀,跟你无关的,你也在思虑,实际上这些对你都产生损耗。按理来讲,皮一般认为由肺所主,但要是我来治,我走脾经,由脾经往外散。她这个脸色青暗,一块一块的,你们看出来了没有? 我觉得这个是我们今天最主要的主症。脉不是主要的,她现在吃着强的松(泼尼松),根本显示不出她真实的脉象。如果从皮上考虑,那我就要考虑活血了。可她现在用的那个治疗系统性硬皮病的药里,用了大量的牛膝,这是什么意思呢? 牛膝是引经药,往下走的,既没有散也没有化的作用,用起来跟咱们的思路不对。

我不反对你用强的松(泼尼松),一天吃多少?

患者:一天两片,一片好像 5mg,一共 10mg。

柴老:10mg 量不小了。我觉得他们认为你的硬皮病基本上还在半活动期,协和医院在对这个病的治疗上相当有优势,来不来月经不是主要的。我给你开个方你吃吃看,如果有效你还过来,如果没效你还是到协和医院系统性地治这个病,这个病好了你随时来找我,我都会接待你,好吗?(对学生)她有个特点,皮肤不好,但舌质是嫩的,又肥又嫩红,考虑她脾有毒热,这种情况知母不能用。

患者:我确实感觉脾胃不好,我吃东西老爱放屁。

柴老:你说那个没用,你说那些不会干扰我们的思路。(柴老说处方:冬瓜皮,泽兰,浙贝,合欢皮,茜草,月季花,桔梗,绿萼梅)闲事别管了,照顾好自己和孩子是主要的。我怕她受风寒,所以问她去过外地没有,结果她自己解释受风了。咱们说还是受毒热影响,(柴老说处方:双花,连翘,土茯苓,丹参,茜草,玉竹,香附)够了,慢慢吃吧,你可以随时过来让我们看看你,14副吧,多了不敢开,吃了没什么不好的反应,体温正常测作为参考。你过一两个月过来我们看一眼,你九点钟左右的时候来。羊肉、辣椒、乌鸡、大虾都得忌。好了。

复诊:2012年3月6日。

述家人皆觉其皮肤色泽明显改善,睡眠明显好转,仍无月经来潮,无带下。舌嫩苔薄黄腻,脉沉弦,右脉明显。

处方:

太子参 12g	冬瓜皮 15g	月季花 6g	当归 10g
川芎 6g	阿胶珠 12g	茯苓 10g	枸杞子 15g
菟丝子 15g	茵陈 10g	土茯苓 15g	桑枝 15g
夏枯草 10g	桃仁 10g	生甘草 6g	

20剂,水煎服,日一剂。

【诊治经过】

柴老:你说你好多了,都有哪些地方?

患者:我妈说我脸色好多了,我也感觉好多了,还有就是最近感觉睡眠挺好的。

柴老:说说妇科情况,还有皮肤情况?有什么反应?

患者:妇科其他的感觉我没注意过。

柴老:应该注意,我们看的是妇科,当然你没什么反应也不奇怪,你才来了一次。

学生:白带有没有?

患者:没有。

柴老:皮肤这毛发还是这么厚?

患者:吃激素长的,原来没有这么长。

柴老:舌嫩苔薄黄腻,脉沉弦,右脉明显,说弦紧脉也可以,弦和紧可以同时存在。弦紧一般情况多见于情绪问题,理论上是情绪,实际还是血管弹性不好,是一种老化。所以看她整体状态,她脸色发青,这和一般的卵巢早衰还不一样。

学生:卵巢早衰一般脸色偏黄的多。

柴老:是的。因为她这个是药物伤害。(对患者说)咱们尽量努力给你治。我觉得你的这个卵巢有改善。开方!(柴老说处方:太子参,冬瓜皮,月季花,当归,川芎,阿胶珠,茯苓,枸杞子,菟丝子,茵陈,土茯苓)你们注意,我要开始走表,下面的药开始走表——桑枝,

ER-4-2

患者复诊时的
舌象

川芎,一般多囊卵巢的人长长毛,她这不是由于多囊卵巢引起的,而是硬皮病用激素以后出现的。但她的雄激素水平并不高。(柴老说处方:夏枯草)这时候要走血,(柴老说处方:桃仁,生甘草),桑枝用15g。治疗皮肤病,桑枝和川芎是一对药。好,开20副。

卵巢早衰三

关键词:卵巢早衰;舌象;脉象与预后

【一般情况】

患者王某,25岁,2012年2月25日就诊。

主诉:无自主月经2年。

现病史:初潮12岁,4~5天/30天,量中,无痛经。未婚,有性生活史,G_0。2009年4月注射"瘦脸针""溶脂针"。2009年6月闭经至今,2009年10月于广安门医院诊为"卵巢早衰(POF)",间断服中药,2010年3月至5月北京某医院予服戊酸雌二醇片/雌二醇环丙孕酮片复合包装(克龄蒙)治疗,三个周期后停药,PMP:2009年6月(自然月经);LMP:2010年5月(克龄蒙)。

辅助检查:

2009年10月30日查FSH 77.3mIU/ml,LH 32.76mIU/ml,E_2 31pg/ml,T 0.60ng/ml(0.3~1.08ng/ml)。

2011年3月23日查FSH 136.11mIU/ml,LH 57.57mIU/ml,E_2 8.63pg/ml,T 0.44ng/ml。

2011年4月6日B超检查示:子宫大小30mm×20mm×35mm,内膜

厚 2mm;左卵巢大小 12mm×12mm,右卵巢大小 10mm×6mm。

舌象:舌嫩淡暗,苔白。脉象:沉弦滑。

处方:

枸杞子 15g	熟地 10g	茜草 10g	合欢皮 10g
当归 10g	首乌 10g	薏仁米 15g	槐花 5g
丹参 10g	桃仁 10g	玉竹 10g	茯苓 10g
阿胶珠 12g	丝瓜络 10g	车前子 10g	百合 10g
金银花 10g	苏木 10g	路路通 10g	女贞子 15g

20 剂,水煎服,日一剂。

【诊治经过】

柴老:四七二十八,四八三十二。咱们女人呢,从生育角度来说,四七二十八,大约在二十五岁左右,应该是生育旺盛期,说明她脾肾和血海这种功能都应该比较完善,是成熟状态,但对她来讲,已经三年没有月经了,她有性生活,你男朋友比你大多少?身体壮吗?

患者:大四岁,挺壮的。

柴老:实际上我不该问,你有性生活有几年了?

患者:四年。

柴老:也就是说刚刚她二十岁的时候,就接触这种生活了,说明在一定程度上受到了一定的——我们说肾和性的功能——说通俗点,一种"摧残"。用咱们中医的话说,过早入房损伤肾精,对她就是一种损伤。另外,饮食结构不良、情绪紧张也会导致损伤,这还没问,就不太了解了。从舌象上看,她的舌质是嫩舌,嫩舌表明虚,它又暗,这个暗呢,它不是绛,不是绛暗,是淡暗,这说明血气不通畅,但是又有不足。舌的中心没有苔,这个苔,不是特别典型的镜面舌,是有胃气但升不上来,是脾肾之气不足,上升无力,所以这也是一种伤,加上卵巢功能的情况——这跟年龄没有关系——按道理讲,FSH 136(mIU/ml),这已经到了 60 多岁的卵巢状态。

但是我觉得,她今天的脉好转了,今天的脉有动象,脉里面夹有一定的弦紧,这种情况还是说明水不涵木,肝木急,这种带有一定的紧迫的情况,从治疗角度来说她好转了,但离好也还有一段距离,这是个预

FR-4-3

患者就诊时的舌象

测。她的沉弦滑脉,说明血海没有枯,如果是血枯闭经,那就谁也没有回天之力了。好,开方。(柴老说处方:枸杞子,熟地,茜草,合欢皮,当归,首乌,薏仁米,槐花,丹参,桃仁,玉竹,茯苓,阿胶珠,丝瓜络,车前子,百合,双花,苏木,路路通)补肾的药只用枸杞子,加个女贞子吧,好好治吧,你真的有希望,结了婚会更好一点。

卵巢早衰四

关键词:红花;藏红花;羌活;桂枝

【一般情况】

邱某,女,25 岁,结婚 1 个月。2012 年 3 月 3 日初诊。

现病史:12 岁初潮后闭经。16 岁(2003 年)于当地检查女性激素水平示 FSH 121mIU/ml,诊为"卵巢早衰"。2007 年最后一次查激素水平示 FSH 136mIU/ml,E_2 18.5pg/ml。目前接受戊酸雌二醇(补佳乐)加黄体酮人工周期治疗中。LMP:2012 年 2 月 7 日(人工周期)。四川人,自幼嗜食辛辣。

寻求柴老诊治前,患者诉服用外院处方,主要药物有:紫河车、巴戟天、仙灵脾、枸杞子、仙茅、王不留行、羌活、西红花等。

现患者无特殊不适,纳眠可,二便调,带下量中。

舌红苔白,脉细滑。

处方:

北沙参 15g	天冬 10g	熟地 10g	女贞子 15g
旱莲草 12g	青蒿 6g	川芎 6g	桃仁 10g
茜草 12g	月季花 6g	冬瓜皮 15g	丹参 10g
香附 10g			

20 剂,水煎服,日一剂。

【病情及用药分析】

西红花就是藏红花,藏红花贵,咱们用的红花都是草红花。这个红花和藏红花我上回说过一次,性味不一样,红花呢,是辛温的,可活血化瘀;藏红花呢,是甘寒的。辛它是动,它有动象,通络;甘呢,它是甜,寒是静止。藏红花也就是西红花,和普通的红花相比,

患者就诊时的舌象

一个是性味不一样,一个是作用位置不一样。

咱们说说普通的红花吧。根据实验结果,它主要有增强子宫平滑肌收缩的作用。(20世纪)60年代那时候搞计划生育,红花如果你要用一两(30g),能排下来,有反应,但是你要用二两(60g)、三两(90g),强行收缩反而下不来,后来我就问我的老师,他说:"你不懂药性!红花那么多,它把别的药力都吸去了!"那我就用单煎,单兑着喝,单煎就不会吸附其他药物的作用了吧!但还是无效。我想这是什么原因呢?过分的药力,它强直了,反而没有排动的作用。所以我用红花的量绝对不超过12g。藏红花它是甘寒的药,除了有红花的作用之外,它走皮——走皮肤,可以治一些热疹,这个草红花就刚才说的红花,就没有这个特性。这是我要说的一个方面。

再有一个方面,原来方子里面有羌活,羌活走关节,走四肢,治风湿痹证。羌活要跟独活比,要跟桑枝比,要跟丝瓜络比,跟桂枝比。

桂枝虽然走四肢,但是它有气化之性,你记得五苓散吗?五苓散气化则能出焉,所以它同样可以走下焦,没有问题。羌活,它比较燥,主要治风湿一类的病,风湿性的关节炎这一类的病,妇科不常用,除非是产后。如果产后伤阴,咱们说精、血、津液,《内经》里面不是有精血津液的论述吗?这个液是在哪?在关节的液是滑润的,是混浊的,比较浊,不是精,也不是津。津是什么呢?津,比方说咱们说的津液,透明带下属于津,干净透明的。精就无所谓了。如果由于产后出汗多,或者大出血,大量伤阴,那你还敢伤津液吗?所以绝不能发汗,一定要养!这些患者,到最后特别容易提前出现高血压,所以这一点一定要注意。

所以有时候用药一定要琢磨。羌活不能用,有些风湿科大夫不懂。产后患者哗哗地出汗,穿了好多衣服,穿得厚极了,她冷啊,为什么冷?因为毛孔是开的啊!那(治疗)应该走哪?走肺气!它要走肺气,肺主皮毛,肺固表,表固了,自然不冷了,不再伤汗了,起码把造成她损失的病因给改善了。

所以,妇女病难就难在这,你要是象形地走,谁都会,红花、桃仁谁不会开啊,但是你怎么开?这就需要很慎重。关于羌活,回去再查查书。尤其是老年人啊,本来大伤阴啊,你再用羌活,那你不如给点川芎,川芎和桑枝,又养血,又止痛,又通络,还走关节,你说这样用药是不是稳啊?

就这个孩子,她闭经十三年,血海处在枯竭的状态,所以你想急于求成是不可能的。

(对患者说:)像你这种情况,买五斤红花也不行!那是催化剂,那不是你自己的地里头往外长水,懂这意思吧?水得自己生出来你知道吧?我也不会说那么多。

我看一下舌头,伸出来。(对学生说)你看出现问题了吗?舌心是红的,看舌后头!

(对患者说:)从现在开始,你要忌东西,不是在我这吃中药要你忌,是你这病要经过很长时间的治疗,不管你在这治还是不在这治,都要忌乌鸡、羊肉,还有补药。另外要考虑情绪,还有你长期用激素,等于你长期贷款,你自己没有自己的生理状态。如果你要在我这里治,也已经非常难了,要想治你就停用激素,如果不停用激素你就别来,因为你总是借着钱,你自己觉得挺阔气,那我们还能给你帮什么忙呀?开方!(柴老说处方:北沙参,天冬,熟地,女贞子,旱莲草,青蒿,川芎,桃仁,茜草,月季花,冬瓜皮,丹参,香附。)

卵巢早衰五

关键词:柴老问诊

【一般情况】

封某,女,29岁,2012年8月18日就诊。

患者已婚。G_0P_0。闭经3年,外院诊为"卵巢早衰"。刻下症见:晨起潮热明显,无明显汗出,带下少,纳眠可,二便调。舌暗红,苔白干,脉细滑。

辅助检查:

2011年12月5日B超示:子宫3.8cm×3.2cm×2.9cm,内膜0.7cm。

处方:

枸杞子15g	荷叶10g	百合12g	丹参10g
钩藤10	玉竹10g	莲子心3g	泽泻10g
泽兰10g	丹参10g	茜草10g	生麦芽12g
女贞子15g	丹皮10g		

20剂,水煎服,日一剂。

【诊治经过】

弟子:有白带吗?

患者:这两个月都没有,就是早上有点潮热。

柴老:吃什么东西啦? 还是生活紧张啊?

患者:没有,没吃什么东西。

柴老:脸色也不好! 子宫9.9(B超子宫三个径线相加,单位:cm),内膜0.75(cm),现在只是说体温略有稳定。

患者:这是很久以前查的了,用复查吗?

柴老:不用查,白花钱。穿得暖和一点,从哪过来的?

患者:湖南。

柴老:你得穿衣服! 吃辣椒吗?

患者:小时候吃,就是得这个病之后没怎么吃。

柴老:没怎么吃? 不能吃!

患者:一点点都不行?

柴老:一点儿都不吃!

弟子:你的状态一看就是营养不良。

患者:对,现在越来越瘦,怎么吃都不胖。

柴老:不是胖,看你那骨头鼓的。你从小时候就没怎么养好,有点先天不足。

患者:我还有希望吗?

柴老:有! 你这左脉比右脉好。伸舌头看看:舌暗,舌苔白干,舌质还是偏红的。脉细滑,脉不错! 辣椒你一点都不要吃,生葱、生姜、乌鸡、羊肉,这些多少都不吃。

患者:这些佐料都不吃?

柴老:佐料没关系。你做点汤可以用,做菜时熟的能吃。但是辣椒不能吃,熟的菜里有辣椒也不能吃,是辣的就不可以吃。你做什么的? 还是在上学呢?

患者:已经毕业了。

柴老:工作了吗?

患者:没有。现在在家里调养。

柴老:调养不行,你得上班! 你这病不是三年二年能好的,你总是要工作的。

患者:打算明年出去找工作。

柴老:为什么明年呢?

患者:因为我家里下半年生意比较忙。

柴老:那你还是没闲着!

患者:对,下半年打算在家里帮忙,上半年家里没什么事,就打算明年过了年就去找工作。

柴老:我要了解你,到底你家是做什么生意的?

患者:我们家是做那种炒货的,就瓜子啊花生这类的。我在店里面帮个忙,收收钱,卖卖货之类的。

柴老:不累吧?

患者:不累。

柴老:你别太累,生活要规律,好吗?

患者:好。

柴老:紧张的电影别看,那杀人的、抢人的情节,你都别看。你受不了,真的受不了,你一定要保护自己啊,好吗?

患者:好。

柴老:(柴老说处方:枸杞子、荷叶、百合,丹参,钩藤)她今天头一句话就说"早晨有潮热",估计这个症状是比较明显的,所以平肝降逆是一定要有的,用钩藤来平肝。牡蛎现在不敢用。因为它太固涩了。(对患者说)让我再看一下您的舌头,请再伸出来一下。她的舌苔有点干,加玉竹、莲子心。假如你说用五味子,这就错了!五味子那是敛,酸敛。酸敛的话她的舌苔下不去。五味子有南五味、北五味,有一个说法就是真正好的是北五味,南五味作用小而且个小。我一般不用五味子,因为五味子说起来是入肺的而实际上是酸敛的东西,五味子对女人不一定好,因为它的药性太过于收敛了,敛了就阻碍了你血海气血的气化,所以我不太喜欢用。实在不得已的时候,我用点白芍,用白芍来敛阴养肝养血。或者是用几克莲须,莲须它清热,可以固下焦,不是那么敛,莲须的敛性不是很大。另外一点,五味子要注意到它会增加子宫平滑肌的收缩,所以没有孩子,又有生育要求的患者,而且月经也非常正常,你要考虑到她早孕的可能。万一她要怀孕了五味子对她是不利的,所以五味子不能用。男性患者咱们不管,咱们就针对女性患者。

她这个情况,我用钩藤,钩藤只是平肝降逆,不能泻她下焦的伏热,所以就加泽泻,泽泻用 10g 没有关系。泽泻我好像给你们谁讲过,我忘了。在过去计量单位用钱的时候,我用过 8 钱。8 钱相当于现在的 24g。泽泻,我觉得它降血小板的作用非常好,有患者的血小板数值是三十几万、五十几万,我用了几天泽泻它就降下来了,降到二十几万。但是男人要是有阳痿的,千万别用泽泻!《药性赋》里头讲了"泽泻利水通淋而补阴不足",这个是个误导:泽泻利水通淋可以,它没有补的作用,这点要注意。在《药性赋》里,古人几百年前说了它可以补阴,他可能看到一点——它清火了,那就认为它补阴了。所以他说泽泻利水,这是对的;通淋,也是对的;补阴,不对。

(柴老说处方:泽兰、丹参、茜草)这个孩子她舌苔黄而且嘴里还是味儿挺大,(柴老说处方:生麦芽、女贞子、丹皮)这个时候山萸肉就不能用了,山萸肉酸呐!

患者:柴老,再问一下,每天早上吃那个黑豆、黑米有用不?

柴老:根本没用!你别把自己搞得那么机械,什么都往里填!你的病叫卵巢早衰,未老先衰,是一种衰退的状况。你自己胡吃,要是吃坏了,你又会后悔的。

卵巢早衰六

关键词:卵巢早衰,重症肌无力

【一般情况】

陈某,女,27 岁。就诊日期:2013 年 1 月 23 日。

患者 13 岁初潮,5~6 天 /28~30 天,痛经能忍。3 年前无明显诱因出现眼皮下垂,逐渐出现吞咽困难、四肢无力,当地诊为"肌无力",予溴吡斯的明、泼尼松治疗。2 年后出现闭经,自述查 FSH 数值为 80 多(单位:mIU/ml),诊为"卵巢早衰"。为寻求中药治疗来诊。

刻下症:现偶有潮热出汗,带下量少,二便调(原大便黏滞不爽,服药后明显改善)。

舌体肥嫩,苔白黄腻;脉细弦滑。

处方：

金银花 10g	北沙参 15g	桑枝 10g	生甘草 6g
川连 2g	荷叶 10g	月季花 6g	百合 10g
浙贝 10g	砂仁 5g	绿萼梅 10g	夏枯草 10g
土茯苓 12g	陈皮 6g		

20 剂,水煎服,日一剂。

【诊治经过】

柴老:你说说你怎么得的这个病?

患者:我得这个病之前好像没有什么特殊的。

柴老:有偏食吗?

患者:没有。就是小的时候感觉有点尿频,我自己性格好像也有一点点孤僻,然后我在大学的时候,可能有点营养不良。还有我上大学的时候,有一次咳嗽得很严重,没有钱买药,然后就咳嗽了三个月,咳得挺严重的,后来自己就好了。

柴老:那是在二十几岁的时候?

患者:22 岁左右。

柴老:你哭得我直出汗(说病史的时候患者一直在哭),我也着急。你还应该改变你的性格,什么事情都较真,你要解脱自己,我看看你舌头:舌体肥嫩,苔白黄腻。

患者:我工作两三年之后,不知道怎么回事,开始出现说话困难,尤其说多了之后说话困难就很明显。

柴老:首先出现说话困难,实际这个好分析,你们能想到什么原因吧?

学生:肺主气,咳嗽三个月,肺气受损……

柴老:(柴老打断)那是中医,你应该考虑她是一个重症肌无力患者,她语言困难,这是横纹肌的问题,舌肌也属于横纹肌,这是从生理学和现代医学的角度来解释。你从肺气说,肺伤了,肺主皮毛,脾主肌肉,这个不好解释。我认为是一种毒热侵袭了她的中枢神经,我主张多吃点榛子,有书上记载榛子对运动员的横纹肌非常好,可以增加运动员跳跑的力量,对她来讲可以有助于身体的恢复,但榛子不是主要的。是不是有一种特殊的病毒感染了她的运动中枢?从外科角度分析是不是属于椎体的问题?虽然她没出现锥体束障碍,但是运动中枢还是在内囊附近的。住院的时候有人分析过你的病吗?

学生:(念住院记录)她是2010年7月份以"双眼睑下垂3个月"入院,2010年4月份出现波动性的言语含糊,查疲劳试验是阳性,咽反射(++),曲颈肌肉的肌力是5-,当时四肢肌力还行,病理反射没有,收入院了以后腱反射是阳性的。当时给的雷尼替丁、铝碳酸镁咀嚼片(达喜)、氯化钾缓释片(补达秀),泼尼松当时给的是50mg,隔日服。既往史没有什么特殊的。

柴老:我觉得还是毒热。(对患者说)回去之后,鸡绝对不要吃,无鳞的鱼和虾暂时不吃。我先用药吧。大便怎么样,大便好吗?(对学生说)注意"二阳致病"!

患者:原来大便黏,2~3天一次,吃您的中药后比较顺畅,每天都有。

柴老:在病历上记下来。(柴老说处方:双花,北沙参,桑枝,生甘草……)我上回给你们讲心火过旺以后,火克金,所以护这肺气还得给它清心火,这和她的情绪也有关系。(柴老说处方:黄连、荷叶、生甘草)为什要用黄连? 黄连太苦了,用2g吧。我们用药的时候,要想到怎么能更好地帮助患者,让患者少受点苦。比如用的是黄连,黄连燥湿、厚肠胃,但是太苦。胡黄连,有通便的作用,也走中焦。马尾连呢? 它们都是连,但种类不同。你们用药的时候,脑子里马上就得能出来这些药,知道它们的功效特点,最后选最得力的那味药!(柴老说处方:月季花,百合,浙贝,砂仁,绿萼梅)绿萼梅是走肝的,对她来讲,她已经出现了更年期症状。另外她哭得非常明显,从五行来说,所谓的反侮,金克木,木反侮金,如果肝气太旺了,肺气就受克,受克本身就出现好多情志上的问题。过去咱们科里有个姓董的护士,名字我忘了,她姐老哭,几年没月经,我就这么治的,最后给治好了,现在也60来岁了。(柴老说处方:夏枯草,土茯苓,陈皮)夏枯草走肝经,清热解毒,土茯苓走下,她这个有点矛盾,在哪呢? 舌苔太厚。现在香薷一类的,不太敢用,所以给点陈皮,陈皮要6g。20副。两个月来一次吧,来了我就给你加个号。

复诊:2013年9月28日。

刻下症:闭经,基础体温单相,平稳,无带下,潮热汗出,心烦,纳可,眠欠安,二便调。

舌肥嫩淡红,苔白;脉细滑。

处方：

北沙参 15g	桑枝 10g	当归 10g	阿胶珠 12g
生甘草 8g	首乌 10g	丝瓜络 10g	荷叶 10g
茵陈 10g	佩兰 5g	玉蝴蝶 5g	槐花 3g
白头翁 10g	百合 10g	丹参 6g	

20 剂，水煎服，日一剂。

【诊治经过】

柴老：原来 FSH 数值是 80.2（单位：mIU/ml），最近查了吗？

患者：我一年都没有来月经了，所以没有查。

柴老：下回没有月经也能查，看看有什么变化没有。

患者：好。

柴老：她原来是重症肌无力，现在那个肌无力改善没有啊，说实实在在的，哪怕一点儿都行？没发展吧？

患者：没发展，也没改善。

柴老：我对你有印象。我总觉得肌无力我能帮你一把，一点儿没改善？做什么工作？

患者：嗯。就是做外贸的。

柴老：累的？

患者：不累。

柴老：你再重新说说你怎么发现的肌无力？

患者：因为做外贸，成天要对着电脑，后来就发现眼睛不舒服，眼皮掉下来。

柴老：那是多少年前？

患者：三年前。然后就吃饭，吃着吃着就吞不好，吞咽不好，然后就是说话，说多了之后就大舌头了，发音不标准就有鼻音了，然后再发展下去严重了，手脚就没什么力气了。

柴老：就手无力？关键在上肢是吗，腿呢？

患者：腿也会出现无力。严重的时候腿才会无力，不严重时腿不会无力。

学生：什么时候会变得严重啊？

患者：没吃药的时候。比方说我早上起床的时候没吃药，我的手就抬不高,我吃了药就能抬高了。

柴老:我发现一个特点,不知道你们发现没有:我觉得她主要是症状都在横纹肌上,你看舌头、肢体、眼睛。那时候大便好吗?

患者:那个时候是便秘。我现在不便秘了。现在就是早上起床的时候口干舌燥。

学生:现在还在吃激素吗?

柴老:她用激素维持呢。

学生:你现在用的什么激素?

患者:泼尼松和溴吡斯的明。溴吡斯的明只能维持三四个小时,所以我一天要吃四次。吃激素吃了两年多以后,突然间就闭经了,就出现卵巢早衰了。

柴老:现在白带有吗? 夫妻生活能维持吗?

患者:勉强吧。

柴老:你觉得你的脸比原来黄了吗?

患者:没注意。就是早上起床的时候舌头会很干燥,然后喉咙经常会干咳,还有潮热。

柴老:你说看电脑看的,可是别人也在看电脑。那时候除了大便有问题,还有别的什么原因吗?

患者:还痛经。

柴老:那个不是。你吃什么东西没有? 比如保健品什么的?

患者:没有。

学生:精神上遇到什么刺激没有?

患者:可能压力比较大吧。那段时间心情有点抑郁。

柴老:哦,心情抑郁可以。我治了几个肌无力的,我都是从脾主肌肉、肺主皮毛论证的,都走上。还真都好了。像咱们医院杜某的媳妇,她肋间肌肉都萎缩了,就要不能喘气了,我们是邻居,我给她治好了,现在她也都六七十岁了,跳舞什么都行。我那时候是六十岁。

我说说她的这个舌象:舌肥嫩淡红,苔白,它的特点就是边缘非常匀的,边缘没有苔。这个舌苔,如果说是肝胆气不足,到不了这步;用左肝右肺不太好解释。我见过一个舌中间一条线,一边有舌苔一边没有,在这种情况,是真是回天无力。20世纪60年代我在北京协和医院会诊过一个慢性白血病的人,治疗以后白细胞数值真上来了。可是后来他感冒了,我又去会诊了一次,看到他的舌体和舌苔之间分离了,苔干酪样的一大层铺在舌上,我认为他是感冒,湿热太重,我没有认识到,这个舌苔和舌体之间的联系。后来那位患者死了,后来我会想,如果那时候用上点儿参类的能不能缓一下?难说。

(对患者说)我再摸一次你的脉。(对学生说)她的脉是细滑的。(柴老说处方:北沙参,桑枝,当归,阿胶珠,生甘草)我用北沙参补肺气,这个时候生甘草,要多用一点儿,可以用7~8g,用8g吧。

(柴老说处方:首乌,丝瓜络,荷叶,茵陈,佩兰,玉蝴蝶,槐花,白头翁,百合,丹参)用槐花、白头翁走大肠别忘了,槐花少用点,用3g。用一点儿丹参6g,佩兰要用5g,其他无所谓。

你们看看我这方子,除了沙参以外没有滋腻药。沙参养阴、养肺阴、养肺胃之阴,除了它以外没有滋腻药,我熟地都没用,为什么?有肺气,肺气足了,肾气可能会起来,不要太去干预。用了点佩兰化化浊气。(对患者)我开20剂,你吃得挺好就吃,非常壮实的时候你还吃。你的病情不是没有改善,我觉得我的药物还是起到作用了。

卵巢早衰七

关键词:卵巢早衰;五行理论

【一般情况】

薛某,29岁,结婚2年,G_0。

主诉:闭经7个月。

现病史:17岁初潮,4天/30天,量中,无痛经。LMP:2011年7月,PMP:2011年6月。2009年因生活变动出现闭经,当地诊为"卵巢早衰",曾用人工周期治疗半年。患者平日工作、精神压力较大,自幼喜欢食山楂制品。否认各种慢性病史、手术史和外伤史。2012年3月开始就诊于柴老口服中药治疗。

就诊前辅助检查:

2012年2月6日查FSH:49.53mIU/ml;LH:23.38mIU/ml;E_2:<18.35pmol/L;T:0.16nmol/L。

2012年2月11日查B超：子宫3.3cm×2.5cm×2.0cm，内膜0.2cm，右卵巢大小：2.0cm×0.8cm，左卵巢大小：1.7cm×0.6cm。

2013年2月2日复诊时相关检查：

2012年12月31日查FSH：30.76mIU/ml；LH：13.23mIU/ml；E$_2$：56.88pmol/L。

2013年1月24日B超：子宫3.6cm×3.1cm×3.0cm，内膜：0.29cm，右卵巢大小：2.1cm×1.2cm，左卵巢未显示。

处方：

冬瓜皮15g	浮小麦15g	绿萼梅6g	泽兰10g
茜草12g	合欢皮10g	荷梗10g	茵陈12g
夏枯草12g	牡丹皮10g	杜仲10g	蛇床子3g
青蒿6g	月季花6g		

30剂，水煎服，日一剂。

【诊治经过】

柴老：这个FSH降到30（mIU/ml），B超子宫也长了，原来是7.8（编者注：子宫三个径线相加，2012年2月11日B超子宫大小为3.3cm×2.5cm×2.0cm，3.3+2.5+2.0=7.8）到9.7（2013年1月24日B超子宫大小3.6cm×3.1cm×3.0cm，3.6+3.1+3.0=9.7）。这个挺好的，体温还是单相，但脸色还不太好，你是哪儿的人？

患者：内蒙古的。

柴老：内蒙古？吃羊肉较多吧？

患者：对，我小时候就是以吃羊肉为主。

柴老：喜欢吃羊肉，还吃什么？

患者：内蒙那边以面食为主，还有土豆什么的。

柴老：从理论上讲，地里的东西都是好的，白薯、萝卜、土豆，还有芥菜这一类的，没有污染。可她脸色怎么这样黄呢？结婚了没有？

患者：结婚两年了。

柴老：阴道干不干？

患者：干。

柴老：我看看舌苔，舌肥、暗红，苔干。你做什么工作？

患者：会计。

柴老：你们什么单位？

患者：一家外企的。

柴老：外企？接触什么？

患者：也没有什么污染的东西，就是电脑。

柴老：脉细滑，舌肥、暗红，苔干厚。（柴老说处方：冬瓜皮、浮小麦、绿萼梅、泽兰、茜草……）像这个患者，咱们从中医的角度考虑，她面色黄，但黄有萎黄，有橘黄，有暗黄，她是哪种黄呢？她的面色黄，没有光泽，我觉得应该属于萎黄，考虑脾气不足，但是她这舌苔又这么厚，脾气怎么补？我考虑"去其所恶"，就是走肝经，减轻脾土之所恶。尤其对她来讲，要走肝。走肝经对她来讲又不能用柴胡，要用绿萼梅、合欢皮这一类的药，横着走。想给她健脾，怎么健？舌苔那么干，所以关键在用药的选择上，中医灵活就在这里！可能别的大夫就加上白术、党参了，那其实反而等于火上加油，她就更干了！咱们就从疏解她的所恶，把外围环境给她清理一下，她内在环境就改善了，就等于去咱们现在的污染——雾霾，去她周围的雾霾，因为她已经被"霾"了，不然的话，她脸不会这样。她的苔又干又黄，加点芦根，我还不反对，芦根是个养胃阴的好药，同时在一定程度上走阳明经，有类似石膏的作用。但是不要过于滋腻，再养胃阴就把浊气敛住了，敛在里面了！所以不如把她上头给解了，（柴老说处方：合欢皮、荷梗、茵陈、夏枯草、丹皮、杜仲、蛇床子、青蒿、月季花）我原来想用山萸肉，后来没有用是考虑山萸肉味酸，所以把杜仲和青蒿用上了。用药要灵活，不要一上来就用四物汤加桃仁。

学生：柴老，您方中用了蛇床子，它是温补的，怎么理解？

柴老：蛇床子是温阳祛湿，但就用了3g，量很少，目的温阳、走肾，蛇床子不敛，主要是温肾助阳。

卵巢早衰八

关键词：卵巢早衰；雷公藤

【一般情况】

曲某，女，32岁。2013年3月19日初诊。

主诉：闭经1年。

现病史：14岁初潮，6~7天/30天，量多，痛经（+）。结婚3年，G₁P₀，

2011 年 10 月孕 2 个月出现胎停育,清宫 2 次。2006 年患过敏性紫癜,2008 年曾服用雷公藤 3 个月,2012 年 4 月无明显诱因闭经至今,曾间断治疗。

刻下症:大便偏干,2~3 日一行。舌暗红,苔白干乏津,中有纵裂,舌前有圆形剥脱,脉细滑。

辅助检查:

2013 年 3 月 15 日,B 超示:子宫大小 4.3cm × 2.8cm × 3.4cm,内膜厚 0.5cm;左卵巢 2.1cm × 1.7cm,右卵巢 1.9cm × 1.8cm。

2013 年 3 月 13 日查:FSH 71.0IU/L,LH 28.0IU/L,E_2 23pg/ml,T 0.51ng/ml(<0.75ng/ml)。

处方:

北沙参 15g	石斛 10g	瓜蒌 12g	百合 10g
女贞子 15g	熟地 10g	玉竹 10g	远志 5g
钩藤 10g	茯苓皮 10g	川芎 5g	泽兰 10g
丹参 10g	合欢皮 10g	生麦芽 10g	茜草 12g
桃仁 10g	生甘草 5g		

30 剂,水煎服,日一剂。

【诊治经过】

柴老:今年多大了? 第一次来看?

患者:32 岁,第一次来看。打了 400 多个电话约上的。

柴老:你能约上真不错! 结婚几年了? 原来怀过孕吗?

患者:结婚三年。怀过一次孕,2011 年 10 月份流产了,当时是孕两个月,因为没有胎心。后来刮宫了,而且刮了两次,因为积血特别多。

学生:什么时候开始不来月经的? 有什么原因吗?

患者:去年四月份到现在,闭经有一年了。不知道什么原因。流产后五个月月经都正常,突然之间闭经了。对了,我去年四月份搬了家,而且我之前吃过雷公藤。

学生:为什么吃雷公藤?

患者:因为当时说是有过敏性紫癜。

学生:什么时候得的这个病? 雷公藤是在什么时候吃的?

患者:我 2006 年得的病,2008 年吃的雷公藤。

柴老:是吃的雷公藤皂苷还是吃的什么?

患者:雷公藤皂苷片。

柴老:像你这种情况,是用雷公藤之后导致的卵巢早衰,治疗就非常困难,能恢复的非常少,有极个别的。

学生:雷公藤吃了多久?

患者:断断续续三个月吧,但是吃药之前我的月经一直是正常的。

柴老:谁给你开的药?

患者:我同学的妈妈。2008年吃了3个月,后面就没再吃了。

柴老:她不懂。我跟你讲,雷公藤的最大限量要记住,不管是它的衍生物,还是皂苷片、皂苷胶囊,只要雷公藤吃了3个月——这是极限,这女人的卵巢功能基本上不行了。为什么说庸医杀人不用刀? 她不懂医,乱给你治,不用拿刀就把你给毁了! 那都是古人说的,不是我说的,我可不敢说这话。

最近有一本书叫《雷公藤的培植和治疗》,前年药监局(编者注:原国家食品药品监督管理局)发布的不良反应监测报告专门有个警示,提醒医生、药店和药厂关于雷公藤的使用,现在发现它破坏男性和女性性功能的作用已经明确了。所以说有人不念书! 你像我八十多岁了每天都在看书,包括中午、晚上睡觉前,手底下不离书,不看书就跟不上时代,你就毁人! 你把2000年前的方法用到现在那能行吗? 那时候的女人都不工作,现在都工作,能是一样的体质吗?

(对患者说)你这脉,真的不好,伤得很重,脉特别弱而且特别压抑,把情绪放宽一点。我给你尽最大努力,你不用打四百次电话了,我给你约上,不然你这一辈子怎么办呀? 回去画体温表,把辣椒、乌鸡都忌了,所有的羊肉、驴肉、螃蟹都得忌了。除了这些别的都可以吃。

(对学生说)遇到这种患者,她的舌苔这么干,一定要问大便。(问患者)大便干不干? 几天一次?

患者:有点干,两到三天一次。

柴老:还是偏干,大便不行,给你调整一下。(问学生)你形容一下她的舌质?

学生:舌绛暗红,苔黄,中间苔干,不匀。

柴老:舌暗不是主要的,她舌前三分之一处有一块无苔,这点是哪?

学生:心脾。

柴老:对的。我来描述她的舌象:舌暗红苔白干乏津,中间有纵裂深度,舌前有圆形剥脱。

她这个病机我考虑两点,第一点是她流产后两次刮宫创伤比较大。(问患者)刮宫手术是无痛的还是有痛的?

患者:无痛的。

柴老:创伤比较大,可能内膜受伤了。在这种情况下,我们从中医的理论来解释,它是属于逆因。逆因破坏了血海的正常气血,可能会有一定的阴亏不足的现象。因为她经历两次刮宫,这是其一。

在这中间,还得了过敏性紫癜。过敏性紫癜从中医角度来讲,绝大多数和血和心有关系,是一种热象,"诸痛痒疮,皆属于心",像这种情况,主要还是属于心。这两种情况加到一起,这个患者阴亏又加重了。要动态地分析她,又加上她用上了雷公藤。雷公藤是个辛凉的药,但是它有大毒,在医学上讲,它以外用为主,不建议内服。但是有些病不得已而用之,像类风湿。过敏性紫癜用雷公藤,但对你来讲,就有点冒失了。这个咱们不评论!

所以这么一个大毒的药,从药学上讲,它的不良反应有几个方面,其中一个就是恶心、呕吐,这是它主要侵犯了中枢神经。我曾经想它侵犯中枢神经,那多少会涉及生殖器官,这是咱们的推理。但药理学研究现在已经证明它对女性及男性生殖功能的破坏性特别大,这已经被证实了,我们临床也证实了。有好多卵巢早衰患者,就是由于过去有些医生不懂这个药的毒性,用些雷公藤胶囊,或者雷公藤皂苷。提取的皂苷破坏性更大了。

我看到有一个动物实验的结果:黄精和菟丝子在一定程度上有修复卵巢组织的功能。所以我就想到平时我治疗不孕的、排卵障碍的患者,都用菟丝子,但是黄精我没有考虑过。我去查书,查黄精到底有什么作用,黄精跟下焦有没有关系?结果黄精是走肺经的一种补中气的药。我想起来六十年前咱们医院儿科祁振华祁老喜欢用首乌和黄精来补中气,用于治疗小儿营养不良,效果很好。黄精的确是个好药,祁老有时候用黄精来代替黄芪补中气。但是关于这个应用,我只是帮祁老总结过病案,临床上我没有体会。从黄精走肺气的角度,再根据我们这几年的经验,从金生水的关系,可能和补肺起肾有关,这是思路。这时候咱们可以用瓜石汤,(柴老念处方:北沙参,石斛,瓜蒌,可以用百合,女贞子,熟地,玉竹,远志,钩藤,茯苓皮,川芎,泽兰,丹参,合欢皮,生麦芽,茜草,桃仁,生甘草)

她还有一个抗卵巢抗体的现象,这个时候要给她解血毒,加上咱们常用的茯苓皮,生甘草有吗?生甘草让它来养心气,远志来交通心肾。我们也就这么大本事了,尽量吧,好吧?如果你大便痛快了,就可以停一天,有月经就停。我们给你预约下一次就诊的号。

卵巢早衰九

关键词:卵巢早衰;医病亦医心

【一般情况】

患者韩某,23 岁,未婚,否认性生活史。2013 年 6 月 1 日初诊。

主诉:无自主月经 4 年。

既往史:13 岁初潮,月经 7 天 /30 天,量中,无痛经。19 岁(高二下学期)因学习紧张压力大,出现月经量少、稀发至闭经。2011 年 4 月当地诊为"卵巢早衰",间断用戊酸雌二醇(补佳乐)+ 黄体酮周期治疗。末次用药是 2013 年 5 月。LMP:2013 年 5 月 20 日。

辅助检查:

2013 年 4 月 11 日查:FSH 81.61mIU/ml,LH 47.23mIU/m,E_2 14.4pg/ml,T 0.55ng/ml(0.5~2.6ng/ml)。

2013 年 4 月 11 日 B 超示:子宫 59mm × 28mm × 39mm,内膜厚 6mm,右卵巢 29mm × 18mm,左卵巢 28mm × 18mm。

舌肥淡,苔黄腻,脉细滑。

处方:

冬瓜皮 20g	茯苓 10g	双花 10g	当归 10g
川芎 5g	砂仁 5g	月季花 6g	合欢皮 10g
蛇床子 3g	菟丝子 15g	茵陈 10g	桔梗 10g
夏枯草 10g	佩兰 3g	丹参 10g	

20 剂,水煎服,日一剂。

【诊治经过】

柴老:吃饭睡觉好吗?

患者:还行,吃饭不多。

柴老:大小便正常吗?

患者:正常。

柴老:你这脸皮色发黑是什么时候开始的?

患者:我自己本来就不白。

柴老:你是哪儿的人?

患者:徐州人。

柴老:哦,我是要看看你们那的气候到底怎么样。小时候没吃什么(特别)的东西吗?

患者:没有。

柴老:你们那都吃什么?

患者:吃面比较多。

柴老:我指的是肉类的东西。

患者:我不怎么喜欢吃肉,偏素,从小到大就不喜欢吃肉。

柴老:现在上班吗?

患者:大学刚毕业。

柴老:学什么的?

患者:办公自动化。

柴老:还没找着活?

患者:还没找呢,天天看病。

柴老:找!该上班就上班,不矛盾。我看你舌头:舌肥淡,苔黄腻。从现在开始,酸的忌了,凉的忌了,辣的也不吃了。号脉,脉细滑。这孩子手也大,不正常!(柴老说处方:冬瓜皮,茯苓,双花,当归,川芎,砂仁,月季花)现在如果用熟地吧,但她舌苔那么厚,舌质淡,那就不能用了,用砂仁来解。

女人舌苔特别黏腻黄的时候,我们怎么化她的中焦之浊? 有几个因素要考虑。如果是属于虚性的,砂仁比较好,但半夏比较得力。可是半夏散,还有些燥,我一般不用。假如在暑热季节,可以加荷叶、茵陈,但不要单纯用茵陈,用茵陈配扁豆,茵陈配茯苓。假如短时间给药,可以加上香薷,同时也用上一点荷叶,以防止香薷散得出汗。如果下焦有热或者说大肠有热,加大腹皮配槐花。

如果像前一个患者,那个生了一个脑瘫孩子的患者,为了防止她怀孕再出问题,重用茯苓皮,用茯苓皮加郁金。郁金,年轻的孩子,像她这个岁数(编者注:指本患者,23岁),我绝对不用,因为她没有那么大的郁结。对她来讲,我觉得可以用合欢皮,或者加上生麦芽。生麦芽走垂体,通;合欢皮疏解,横着走。年龄大的,遭遇一些生活打击的人,加郁金比较得力。对她而言,舌质比较淡,且四年没有月经了,(对患者)你的 FSH 值 80(mIU/ml),相当于 65 到 70 岁的卵巢了,但我觉得你有希望,我说的有希望,(是指治好的概率)一定比 50% 要高!

患者:那太好了! 谢谢您!

柴老:但你这个人有几个弱点,你脉象是细数的,但有滑象,说明你心事太重、压抑,但你没释放出来。

患者:对,太对啦!

柴老:心事太重,想什么也没有用。天不下雨,你再想什么它也不下,就把自己放开。为什么我跟你说要上班呢? 好不容易念了大学,要上班,自己有了工作,自己赚钱,有社会环境,把自己完全放开,你会好的。你想想,你且活着呢! 你还得活 60 年,还早着呢! 你得好好治!

患者:是啊! 天天上学背着药。

柴老:(打断患者)那这个你没办法,你赶上了,不要觉得委屈。你觉得这是委屈? 不是! 你要去争取,去追求生活,是不?(柴老说处方)蛇床子,菟丝子,茵陈,川芎,桔梗,夏枯草,佩兰,用点佩兰化湿,但要配合丹参、川芎往下走,这样佩兰就不会往外散了。好了,就这样,这个病不会那么快好的,慢慢治吧。

ER-4-5

患者就诊时的舌象

卵巢早衰十

关键词:卵巢早衰;风消

【一般情况】

吴某,女,30岁,未婚,否认性生活史。2013年3月19日初诊。

主诉:闭经 4 年余。

现病史:既往月经规律,初潮 14 岁,5~7 天 /28 天,量中,色质正常,无痛经。患者 2008 年 4 月患"急性髓系白血病",2008 年 4 月至 2008 年 9 月化疗(具体不详)。于 2008 年 9 月 30 日于武汉协和医院行骨髓移植术,术后闭经。术后口服他克莫司胶囊 2mg 每日 1 次(抗排斥)4 年余。术后闭经 2 年就诊于某医院,口服戊酸雌二醇片/雌二醇环丙孕酮片复合包装(克龄蒙)1 片,治疗 2 年,未曾间断,阴道有周期性出血,量逐渐减少,2012 年 7 月停戊酸雌二醇片/雌二醇环丙孕酮片复合包装。术后体重减轻 9kg,现体重 36kg(身高 168cm)。末次自然月经:2008 年 10 月,量中,色质正常。LMP:2012 年 7 月,量少,色暗红,无血块(口服戊酸雌二醇片/雌二醇环丙孕酮片复合包装)。PMP:2012 年 6 月(戊酸雌二醇片/雌二醇环丙孕酮片复合包装)。

辅助检查:

2011 年 12 月 20 日查:FSH 97.02mIU/ml,LH 58.62mIU/ml,E$_2$ 52.41pg/ml,T 0.41ng/ml(0.5~2.6ng/ml)。

再诊:2013 年 6 月 4 日。

刻下症:消瘦(身高 168cm,体重 36kg),无明显潮热汗出,乏力,易感冒,关节易抽搐,双目干涩甚,牙龈萎缩,脾气急躁易怒,伸舌困难,双手压双颊部,方可看到部分舌象。基础体温稳定在 36.7~36.8℃。

舌苔表面偏厚,可见溃疡性剥脱面;脉细弦滑。

处方:

菊花 10g	石斛 10g	钩藤 10g	芦根 12g
丝瓜络 10g	桑枝 10g	百合 12g	合欢皮 6g
生甘草 6g	女贞子 15g	白芍 10g	桃仁 10g
山萸肉 10g	熟地 10g	荷叶 10g	连翘 5g

20 剂 水煎服,日一剂。

【病情分析】

柴老:她现在的情况不好说是"大肉下陷",但应该是属于这一类的。她的情况非常明显,就是"二阳之病发心脾,有不得隐曲,女子不月,其传为风消",这就是一种典型的"风消"。

最近我也在想,经过放疗或者化疗以后的卵巢,出现了卵巢早衰,而且卵巢非常小,我考虑一点是血

ER-4-6

患者再诊时的舌象

液循环产生了障碍,血液循环供给不好。再有一点,卵巢的供给是两个途径,一个是子宫动脉,一个是卵巢血管本身。所以有些人切了子宫后,不是不会影响内分泌,而是会影响内分泌的,这个影响就是由于子宫动脉切了后卵巢的供血减少了导致的。她不存在这个内容,她受到的创伤或者打击,一是供血不好,二是卵泡细胞出现了萎缩。现在我们敢于治这个病的本身,我是考虑它是处在一种低压或者是沉睡状态,还有生命,在卵细胞还有生命的状态下,就是有希望。

在分析这个患者的时候,今天我只能谈两个问题:一个是她伸舌头,必须用两个手来摁着这个颊,做摁着下颌关节的动作;一个是我觉得还是肌肉的问题。为什么是肌肉呢?她整个的肌肉都风消了,说明她的颊肌本身也干了,基本上没有弹性,没有弹性收缩起来就困难,所以她用手摁着。我们要考虑到血——肝血,脾虽然主血,但是这个应该考虑肝,脾主血是脾生血,润泽的功能不行要考虑肝肾的损伤,这是一个问题。还有一点,她的舌头伸不出来,这是舌肌本身的功能障碍,这个还是属于肝,阴液大伤。

这种病例,这种患者我们一定不能放,一定要积极给予治疗。这是作为医生的基本道德,不管她有没有困难,只要我们存在我们就得帮她,这是我们应该具有的一个基本道德。

再者,看她的舌表面,那么多剥脱面,这种是什么呢?考虑脾,脾阴大伤。我们说阴阳互根,从脏和腑的关系来讲,这又涉及二阳,所以说这个脾胃是阴阳的两个关系。脾阴不足也会影响胃,胃里灼热耗伤了脾阴,是完全可以,再就是筋和肌肉。现在就考虑这几个问题,她整体都有病,但是我们不能全治,我们要考虑到对肝阴、脾阴、肾阴的调整。

肌肉的问题一定走肝经,要走肝阴养血。所以单纯地散风通络,只会更加伤害她现在所存有的那一点水,散风通络等于把这地上这一点儿水全吹干了,那就麻烦了。

(对患者)你自己可以喝米汤,小米不吃,黄色的不吃,就吃大米,大米养胃阴,小米偏温,小米养脾阳、养胃阳,而她伤的是脾阴!

她现在可千万不能破血,对她来讲,有一点风吹草动她都受不住。开20副,如果吃得好,可以在当地再开20副。

复诊:2013年7月16日。

近月出现排异,口腔黏膜溃疡,手心出现皮疹,全身有皮损,服排异药中,语言较前清晰,指甲新长出。体重下降3kg(现33kg)。

舌绛敛,伸出困难,脉沉弦滑。

处方:

北沙参15g	金银花12g	生甘草6g	地骨皮10g
鱼腥草12g	茜草10g	桑枝10g	浙贝10g
合欢皮6g	百合10g	玉蝴蝶3g	女贞子12g
山萸肉12g	丹皮6g		

20剂,水煎服,日一剂。

【诊治经过】

柴老:我觉得她的指甲有的地方长出来了,原来都是秃的,就是只剩那个甲床,已经没有指甲了,现在长出点指甲来了。说话清楚多了,语言较上次明显清楚,口也能张大。看看这个病例,好好看看,别着急。我觉得你的嘴好多了,原来张不开。我再看看舌苔。舌强,敛,强敛,伸出困难是吧?脉是沉、弦、滑。又降了六斤(3kg),现在是66斤(33kg),上回是72斤(36kg)。

患者:我自个儿感觉好虚,一沾到床我就能睡着。

柴老:那你就睡,没有办法,走到这一步了,好不?咱们就尽量地争取,共同努力,对不?我们会尽最大努力,好不好?开方(柴老说处方:北沙参,双花,生甘草,地骨皮,鱼腥草,茜草,桑枝,浙贝,合欢皮)。

这个排异还得解毒,北沙参我用它有两个意义:排异的本身是一种免疫,自己体内一个好的反应,但是不管如何,要承认它有毒素,你怎么能助它一臂之力?排异必须得排,就是体内不容的东西排出去了,(对患者)就是因为那个干细胞,不是你体内的,就得排出去,明白这意思吗?我们帮助你打敌人,拖出去。你下回查一查血小板、白细胞,肝功也查一个,看有问题没有。患者:二月份才停了抗排异的药……(患者有情绪)

柴老:你得这个病了,没办法,你就得认可,不认不行。这山你总得上,多艰难也得上,那有什么办法?中医认为要有正气,所以我给你补补正气,调调月经。但是你接受了这个干细胞移植、化疗,卵巢受到重度的创伤,再恢复起来,说实在的很难。我还是说这句话:谁不想晴天呀?谁想四川水涝啊?真的。(柴老说处方:百合、玉蝴蝶、女贞子、山萸肉,丹皮)像你这样的患者,我们就帮你预约下一次的号。

患者:还有我这体重怎么上去呀?

柴老:是你功能的问题,慢慢养吧。

患者:我上回来看病的时候把工作辞了。

柴老:这种情况我不反对你辞工作,情绪得放宽点,你不能学林黛玉,好吧?

复诊:2013年10月8日。

闭经5年,LMP:2013年9月7日,量少,经前BBT单相,稳定,近2个月失眠,伸舌好转。

舌苔剥脱,苔干,脉细弦滑。

处方:

双花 10g	玉竹 10g	地骨皮 10g	丹皮 10g
生甘草 6g	莲子心 3g	连翘 6g	茵陈 10g
桑枝 12g	草薢 6g	知母 6g	桔梗 10g

30剂,水煎服,日一剂。

【诊治经过】

柴老:这来月经了!(基础)体温明显稳定,但表现为单相。可是我觉得你状态不如上回,为什么?

患者:最近这两个月经常失眠。晚上睡不好,两点钟才睡得着。我昨天晚上三点钟才睡着,我也找不着原因。可是上个月来了月经,我的基础体温怎么不是双相的?

柴老:你五年没月经了,你不了解你得了什么病吗?睡觉前你稍微散散步,别喝茶,下午不喝茶。

患者:我就下午会睡个觉,时间有点长,下午五点钟睡,睡到七点。不知道是不是这个原因。

柴老:五点钟睡,再睡到七点,那谁也睡不着呀,你自己要保护自己!我看看你舌头,慢慢伸。

学生:舌头也好多了,看着觉得肌肉松快多了。

患者:我刚才自己活动了一下,这个嘴巴好多啦。

柴老:舌苔剥脱,下颌关节活动也有所好转,对吧?脸色不如上回好,你得自己保护自己,怎么能这么搞!(柴老说处方:双花、玉竹、地骨皮、丹皮、生草、莲子心、连翘、茵陈。)

患者:我能喝那个葡萄酒吗?

柴老:绝对不能喝,带酒的哪怕是 0.5° 的都不行。

患者:家里有那个红参,能吃吗?

柴老:你要不想活你就吃!你太气人了,你一点不会保护自己!红参是纯阳的,燥啊!那东西那是救命用的。你可别乱吃东西了。(柴老说处方:桑枝、萆薢、知母、桔梗。)

就着这个病例,咱们讲讲精血津液,"精"是指的是人体最精华的部分,比方说精子、精液这一类的精。"血"呢? 虽然是属阴的,但是它比较浊,精是透明的、稀少的。"津"是什么呢? 是唾液、带下这一类的。我今天要讲的是"液",液是液体,实际是一种混浊的、液状的、阴性的物质。这个液可以润泽关节,所以为什么老了以后容易得骨关节病呢? 古人看不见有骨质疏松,但是他知道是关节不够滑利。为什么? 就是因为关节里的液少。

这种液,对这个患者来讲,她经过化疗、经过放射、经过高热的折磨,液体就已经在很大程度上受伤了,加上她又这么瘦,所以她的精、血、津、液都缺。但是今天我用萆薢,目的是着重于液的调节。萆薢是除湿清热的药,有报道说它是走关节的。萆薢能走关节,所以我让它带一部分的药,最好能走到关节。别忘了,我还用了知母,知母是走脾经的,她的这个颌下关节和舌,加上口腔这种状态,实际都是阴液不足,哪儿的阴液? 是脾阴,脾阴不足。知母用 6g。

咱们要注意几个问题:莲子心是走心的,白芍是走肝的,黄芩走肺,栀子能走心肾,川柏走下焦,但是脾经容易被别人忽略。关于脾经,我考虑两个问题:一个是用石斛,用于清脾热、清胃热、养胃阴的时候,根据具体情况。如果是夏天,用芦根,芦根是养胃阴的。如果像她这样久病的患者,芦根就不行了,要以养为主,走脾经就用知母,走胃经用玉竹,玉竹走脾胃,泻脾胃之热。有些情况,我们要泻肝,撤肝经之所恶,我用绿萼梅,用它来改变肝经的热滞,以减轻脾经的所克,所以将来在分析用药的时候,一定要深,再深一点。有的时候在一个方子里,可能有十二味药,其中一个是关键的,它不一定是君药,可能就因为这一个药就起作用了。

对这个患者,我就不敢用泽泻,为什么? 因为她已经阴亏了,如果你再用泻热的药,它就更受伤了。她阴阳都亏,以阴为主,实际上阳气也虚弱,如果要加上泽泻给她通淋利水,尽管《药性赋》里面说泽泻"清热利水而补阴不足",实际上它不可能补阴不足,但泽泻泻血小板过盛确实是有效的。对她来讲,由于白血病的患者绝大部分血小板是少的,所以泽泻一定要忌用!像她现在的情况,清热、疏解、补阴就行了。

学生:萆薢给她用几克?

柴老:萆薢用6g,别多用。

学生:桑枝呢?

柴老:桑枝12g。桑枝是清热的,疏通关节,通络,加上知母和萆薢,她的关节可能会更好一点。(对患者)这次你好些了不是你揉的,你原来也肯定也揉过,对吧?

患者:自己感觉的确是好一些。

复诊:2013年11月12日。

近日发烧4天,BBT呈单相,唇黑,面色晦暗较前明显改善,张嘴困难明显好转,诉两目干涩。

舌苔剥脱,脉细滑。

处方:

北沙参15g	双花12g	玉竹10g
地骨皮10g	生甘草6g	浙贝10g
绿萼梅6g	百合12g	青蒿6g
茅根15g	菊花12g	女贞子15g
荷叶10g	广木香3g	泽兰10g

30剂,水煎服,日一剂。

ER-4-7

患者复诊时的舌象

青春期功能失调性子宫出血(崩漏)

关键词:崩漏;脉象与病势;处方分析

【一般情况】

屠某,女,17岁。患者月经自12岁初潮后出现先后不定期,月经4~20天/15~35天,量多。因阴道出血量多2个月,于2012年7月21日开始在柴老处就诊。

辅助检查:

2012年6月7日查B超:子宫4.7cm×4.4cm×3.1cm,内膜单层厚0.45cm。

2012 年 6 月 18 日查：FSH 6.5mIU/ml，LH 6.77mIU/ml，E_2 30.17pg/ml，PRL 36.7ng/ml，T 44.89ng/dl，P 0.68ng/ml。

复诊：2013 年 2 月 2 日。

经治疗，患者从 2012 年 9 月至 12 月月经规律，6 天 /28~30 天，量偏多。LMP：2013 年 1 月 31 日，PMP：2012 年 12 月中旬，带经 6 天，量中。舌嫩暗，脉沉滑数。

处方：

生牡蛎 15g	荷叶 10g	黄芩 6g	旱莲草 12g
大小蓟各 12g	双花 10g	益母草 6g	仙鹤草 15g
侧柏炭 15g	浮小麦 12g	覆盆子 12g	白芍 10g
香附 6g	三七粉 3g$^{(分冲)}$。		

7 剂，水煎服，日一剂。

【诊治经过】

柴老：这孩子的病是功血（编者注：功能失调性子宫出血简称功血），最近没再出血吧？

患者：我现在正在来月经。

柴老：1 月几号来的？

患者：1 月 31 号。就 1 月份这次时间隔的比较长，和 12 月那次隔了一个半月。

学生：前一次是 12 月几号？来了几天？

患者：12 月十几号，来了六天，11 月也是十几号。

柴老：这两次还可以。这个间隔时间长一点不要紧，只要不出血。基础体温是单相的，没有卵，摸脉吧。来，都过来摸摸她的脉。她的脉沉滑数，再看她的舌头，舌嫩暗。

脉数病进，脉大也病进。脉数是有火，是不稳定；滑动，也是不稳定。脉大呢，就是比较活跃。活跃呢，就容易出现病情继续发展。对她来讲，这个孩子她现在有阴道出血，我们平常是月经期不吃药，但是对她来讲应该吃药。现在已经是第 3 天了——前天来的，31 号来的，1 号、2 号，今天 2 号，3 天了，该吃上药，因为她脉不稳，所以在这个时候我们就提前用药。因为她量多，内膜基本上都脱落了。原来我定的第 5 天吃药，是考虑到如果你经期用药不当的话，那些内膜不会正常地剥脱，反而残留，就是我们说客夺主位,反而瘀血不去,新血不生,最后导致宫腔里有残留。对她来讲就没有这个问题。

对于一个功血的患者,就一定要看脉！这样的话你才知道你的药怎么上。(柴老说处方:生牡蛎、荷叶、黄芩 6g)这生牡蛎是固！荷叶呢？我去她舌头表面上的那层腻苔。黄芩也是去腻苔,黄芩应该是入肺经的,我在妇科用它还是走血分。刘奉五刘老在的时候,像这种患者,他要用条芩炭,刘老用条芩炭走下焦。我用它基本上不是走下焦,我走下焦用别的,但是刘老给了我影响和思路。黄芩少用一点,我常跟你们说黄芩是走肺的,黄连是走中焦的,可是黄连太苦了,所以我拿荷叶跟黄芩这么走。

(柴老说处方:旱莲草、大小蓟、双花、益母草、仙鹤草)双花(金银花)、益母草用在出血患者身上对我来讲是一对对药。益母草排瘀化瘀,少量可以化瘀养血。加上双花,是因为出血的患者容易出现内膜感染,宫腔有感染的时候,这个同时用上,因为有炎症,她就容易出血。所以这两个是合起来的。我治子宫内膜异位,用瞿麦和双花,瞿麦走下,因为子宫内膜异位也容易有残留,所以这两个药是我在治疗这个方面的对药。在特别不得已的时候,再用寒水石,现在不能用,因为现在正好是月经期——你拿一盆凉水啪一下,给她激了,这火是没了,但是她以后就不容易好了,所以我们就用旱莲草,大小蓟。

(柴老说处方:侧柏炭,仙鹤草,浮小麦,覆盆子,白芍,香附,三七)这个三七就取它化瘀止血的作用,她还有有瘀血,用益母草和三七在这里面,不会留邪。不留邪,就可排除瘀滞。有固冲的,就可以祛除病因。现在是这么考虑的。柴胡呢？在不得已的时候,你可以用,现在没必要,她脸色太不好看了,这孩子,要好好治,我看她病得很重,很深。

不 孕 一

主题词:卵巢早衰的治疗思路

【一般情况】

罗某,女。2015 年 1 月 3 日初诊。

主诉:月经后错 2 年,未避孕不孕 1 年。

现病史:月经 14 岁初潮,3~7 天/28~45 天,量中。近 2 年月经周期为

38~40 天。结婚 5 年,工具避孕 4 年,G_0P_0。近 1 年未避孕未孕,自述男方精液正常,性生活正常。2012 年 7 月曾接受促排卵治疗一次,自诉 B 超监测有排卵。

刻下症:LMP:2015 年 1 月 3 日,经前基础体温单相,现阴道出血不多,无腹痛等不适主诉;PMP:2014 年 12 月 8 日,经前基础体温单相。纳眠可,二便调。舌苔黄腻,脉细滑。

既往史:2009 年诊断为甲状腺功能亢进(简称甲亢),治疗后出现甲状腺功能减退(简称甲减),现服左甲状腺素钠片(优甲乐)治疗已 1 年。

辅助检查:

2011 年 12 月 10 日查:FSH 9.11mIU/ml,LH 1.23mIU/ml,E_2 53pg/ml,T 0.33ng/ml(0.5~2.6ng/ml)。

2011 年 12 月 10 日 B 超示:子宫 5cm×3.7cm×4.4cm,内膜厚 0.8cm;右卵巢 2.6cm×1.6cm,左卵巢 2.8cm×1.8cm。

处方:

柴胡 3g	荷叶 10g	茵陈 10g	泽兰 10g
夏枯草 10g	桃仁 10g	生麦芽 12g	生甘草 5g
桔梗 10g	川芎 5g	茜草 10g	丝瓜络 10g
杜仲 10g	女贞子 15g	菟丝子 15g	

【诊间讲课】

末次月经是 12 月 8 日,今天又来了? 有点近,不太好,体温有点波动,努力吧! 舌苔黄腻,脉细滑。(柴老说处方:柴胡,荷叶,茵陈,泽兰,夏枯草,桃仁,生麦芽)对她来讲还是得解毒,中毒以后细胞肯定不是水肿,就是萎缩,早期肯定是水肿,治疗以解热利湿为主。

现在这个阶段,她的卵巢是以萎缩为主,是纤维化。萎缩可以分为两个阶段:一个是纤维化,一个是沉睡。比如小儿麻痹,是由于神经坏死,原来认为这是不可逆的,后来发现经过治疗,有的小儿麻痹患者可以恢复。这里有个沉睡的论点。我们这些卵巢早衰的患者,从中医的角度讲,这是处于一种生命力弱的状态。生命力弱,也就是说还有生命。如果是纤维化了,那就没有办法了。

对这个患者来说,已经出现了小卵泡,在早期应该考虑到"中毒"以后的水肿,水肿的治疗就是清热活血除湿,而且要很缓和地利湿,太猛了不行,因为她已经有"毒"了,应该很好地调整她。再有就是一个气机的问题,调理气机在早期的时候,是很重要的。在早期调理气机要用柔和的药,比如说夏枯草、桔梗、浙贝这一类的,对患者没有伤害,对局部组织也没有伤害。在晚期用这些药对她来说是没有用的,因为她已经出现纤维化了。但可能有个别的细胞存在,在这个时候,我的观点是"温化",即所谓的"气化则能出焉",方法就是用桂枝。我现在治卵巢早衰,中毒性的晚期的卵巢早衰,我主张用桂枝和川芎,加上丹参,这三个药可以作为一个组合。丹参清热凉血活血,川芎走而不守,上入巅顶下入血海,这样直接进入子宫——女人的血海嘛,加上桂枝调理气机,桂枝走下。实际上,按道理讲桂枝是走四肢的药,可是五苓散中,"州都之府,气化则能出焉",把这句话引进来这个桂枝用得就有理。如果你引桂枝茯苓丸,那里的桂枝用的理论就跟这个不一样了。

(柴老说处方:生甘草,桔梗,川芎,茜草,丝瓜络,杜仲)对她来讲,桔梗可以用,桔梗是载药上行,它是走中焦的,中焦以上的病用它来载药。你们看方子里面还缺什么药?缺补肾的吧?加上女贞子,菟丝子。好了,开完了。

编者注:本案中,柴老讲述的内容,与本患者的病史不完全一致:该患者并无中毒的情况,现已无法追溯还原当时的情景,但柴老对卵巢早衰的观点,个人认为还是挺受启发的,故选用于此,以供同道参考。

不 孕 二

主题词:不孕;柴老妙语

【一般情况】

王某,43 岁,女,2013 年 2 月 2 日初诊。

主因不孕就诊,曾接受体外受精胚胎移植术(IVF-ET)5 次,未成功。

刻下症:末次月经:2013 年 1 月 25 日,经期 6 天,量中。

舌淡,脉细滑。

处方:

太子参 12g	阿胶珠 12g	茵陈 10g	浙贝 10g
茯苓 10g	白术 10g	月季花 6g	鱼腥草 10g

川断 15g　　　　合欢皮 10g　　　　绿萼梅 6g　　　　川芎 5g

20 剂,水煎服,日一剂。

【诊治经过】

患者:柴老,我是第一次来您这儿看病,没有带原来的病历。

柴老:43 岁,几号的月经?

患者:这次是 1 月 25 号见血,26 号大量来的。

柴老:FSH 有点高了,FSH 的数值为 10(单位:mIU/ml)?

患者:那个是去年 10 月份查的,12 月份再查它就降下来了,但 12 月份那次的结果我就找不到了。具体多少我都忘了,但是肯定在 10 以下。

柴老:做了 5 次试管(婴儿),这右边的输卵管到底通不通?

患者:不知道,这没查过。

柴老:你看看,如果排卵要好的话,就做一个,抓紧吧!

患者:行。

柴老:你这脸怎么这么黄? 夜里睡得好吗?

患者:我昨天睡得还凑合,前天早晨 5 点钟才睡的,实在是事太多了!因为年前我这些天实在事太多了……

柴老:够呛!

患者:够呛?

柴老:那当然。我觉得你的心理不对,你要很好地面对你的年龄! 你做了 5 次试管(婴儿)都没成功,你想想,那肯定有问题。你再折腾,你再 5 点钟睡觉,两个月你也缓不过来,我告诉你实话。

患者:我本身睡眠就不好。

柴老:你这样我们叫摧残,摧残你的卵巢。你搞什么工作的?

患者:我自己做公司的。

柴老:差不多得了。

患者:不做了,我现在已经收了好几个公司了,现在只留了一个。

柴老:我看看你的舌头,舌淡。留一个,你年龄也顶不住呀!

患者:现在也觉着很后悔。

柴老:有钱是买不来卵的,力争吧,好吧? 只能这么讲了。你还做试管(婴儿)? 什么意思?

患者:因为当时北京某医院的主任直接跟我说:你这个岁数了,算啦,你也别看了！就直接、赶紧做试管（婴儿）吧！要自己试着怀孕,这么大岁数,肯定也不容易。

柴老:(对学生)舌淡,脉细滑。(对患者)你这就等于愣刨地！这地好不好不管,我先刨个坑,我先种上,你这不是胡来吗？你做买卖你得有本钱呐！你没本钱你怎么注册公司呀？别的我不懂,这个我懂。这同样是一个道理啊,你没有卵,怎么弄啊？你这思维有问题呀。

患者:所以现在我赶紧找您调理。

柴老:你赶紧也不行,就你这 5 点钟睡觉,怎么治你这病啊?

患者:我改。本身我这睡眠确实就不好。

柴老:这两回事,消耗和躺着不一样。这水在锅里放着和底下拿火熬着,能一样吗?

患者:您的意思我睡不着,躺着也好一些?

柴老:你看你,都这岁数了,别整这没意义的了。过了年,如果基础体温挺好,你还是做个(输卵管)造影,因为 43 岁了,还有一点儿机会,造影检查之后如果右侧输卵管是通的,咱们可以大胆地备孕。开方。(柴老说处方:太子参、阿胶珠、茵陈、浙贝、茯苓、白术、月季花、鱼腥草、川断、合欢皮、绿萼梅、川芎。)

不良妊娠史

主题词:不良妊娠史;3 次无脑儿

【一般情况】

王某,女,30 岁。初诊:2013 年 3 月 12 日。

主诉:不良妊娠 4 次。

现病史:16 岁初潮,月经规律,结婚 5 年,G_4P_4。2008 年因 B 超示胎儿唇腭裂 7 个月引产,女胎。2009 年因 B 超示无脑儿孕 5 个月引产,男胎。2010 年因 B 超示无脑儿孕 5 个月引产,男胎。2012 年因 B 超示无脑儿孕 5 个月引产,女胎。双方家庭无类似病史,爱人精液正常,双方均为 B 型血。TORCH(−)。

刻下症:末次月经时间为 2013 年 2 月 15 日,月经量少,无痛经。患者现面色萎黄,纳眠可,二便调。

舌淡,苔白,脉细滑无力。

处方如下:

北沙参 15g	生甘草 6g	云苓皮 12g	白术 6g
玉竹 12g	夏枯草 12g	浙贝 12g	枸杞子 12g
桑白皮 12g	杏仁 6g	月季花 6g	菟丝子 12g
百合 12g	枳壳 12g	桔梗 10g	槐花 6g

20 剂,月经第 5 天开始服,水煎服,日一剂。

【诊治经过】

柴老:这无脑儿,要记住,40% 都是女孩。

学生:那就是 60% 是男孩?

柴老:不好说。反正有人做过统计,40% 的是女孩,女孩容易得无脑儿。羊水过多,像她这种情况,我估计羊水量已经超过 2 500ml 了,医学上讲羊水量超过 2 000ml 是病理现象,我们正常情况下妊娠期的羊水量是不超过 1 000ml,超过 2 000ml 就是羊水过多了。现在说羊水指数,羊水指数大于 24cm,或者羊水最大垂直深度大于 8cm,都提示羊水过多。不同时期羊水的量是不一样的,这一点一定要自己注意,人家把 B 超结果拿过来,大夫应该明白是多是少。

妊娠羊水过多,基本上是在 6 个月以后。3 个月之前,即胎儿没成型之前,羊水多不多,你可以伸手治,为什么呢?3 个月以前胎儿没有完全成型,如果有畸胎,你还有可能干预。如果妊娠已经 3 个月以上了,胎儿形成了,就包括腭裂,包括肢短,包括无脑儿,还有一些其他的内脏外翻等这一类的,好多类型。妊娠 3 个月以后我们绝不能治。治的时候你只能告诉患者,你可以试着调整她的羊水量,但胎儿的情况没有办法改变。因为你不是泥瓦匠,你也不是泥人张,他已经形成的东西,你再也改变不了。

治疗,最好是在怀孕 50 天到 60 天的时候干预,我们现在是给她打底,一定要打好基础。在《傅青主女科》里边,中医有这种解释,在明朝也有医案记载过,叫"视若临盆",生出来的孩子是肢短,就四肢短。我接生过一个没有肢体的孩子。

患者:我怀孕两个月的时候肚子就像 4 个月大。

柴老:是的,有的人怀孕 6 个月就走不动了。不说了,不说了也都知道。但是你们要把这个病例记好,记得好好的。这种病,过去的统计是 200 个妊娠的妇女,有一个羊水过多;400个羊水过多者有一个出现畸胎,这是20世纪80年代以前的统计数据。现在不是,由于产前检查做得特别好,加上孕前吃叶酸,这种畸胎率已经明显减低了,没有做过统计。

(对患者说)你回去好好监测体温,(对学生说)把她电话记下来。这个女孩她给我的印象是什么呢? 主要的一个方面是她这种脸色是萎黄的,平时的月经量少。一定要好好问她的饮食,要问她是什么地区什么地方人,她是从事什么职业的? 她平时饮食都吃什么? 驴肉? 内脏? 尤其是兔子肉,绝对不允许吃,你吃过吗?

患者:那我什么时候能吃?

柴老:你都吃什么?

患者:牛肉、羊肉、狗肉。

柴老:狗肉不能再吃。

患者:我不是经常吃。

柴老:绝对不许吃,偶尔也不许吃。

患者:那我怀孕时候能吃吗?

柴老:绝对不许吃。

学生:从哪儿来呀?

患者:黑龙江那边。

柴老:那边冷,别的倒没什么。你自己是足月产吧? 你是老几呀?

患者:足月产,我是老大,有弟弟妹妹。

柴老:你弟弟妹妹都没事?

患者:他们都没事,我老公家也没有这样的,我什么都查了,什么也查不出来。

柴老:这不奇怪吗? 要写上:"双方家族无类同病史"。我遇见过弟弟弟妹也生过无脑儿的,好像是承德的。偶尔吃狗肉,还喜欢吃什么?

患者:什么都喜欢吃,没有忌口。我就喜欢吃肉。

柴老:不是猪肉、羊肉吗? 那没事。驴肉吃过吗?

患者:没吃过。

柴老:凉的呢?

患者:凉的吃。

柴老:吃什么?

患者:冰棍、冷饮什么的。但是这几年我吃凉的很少,一般吃热的多。

柴老:那就不说了,你种什么地?

患者:苞米,黄豆。

柴老:打农药的时候,你参加吗?

患者:不参加。

柴老:这都得写上,要非常完整,不然将来人家问你,你就说不上来,说不上来你就找不出原因来,你也除外不了什么别的原因,所以一个医生要特别地、全面地、完整地来了解一个患者。脉细滑,几岁来的月经?

患者:16岁。

柴老:虚岁?就15岁吧,量多少?

患者:我第一次来的时候月经不正常,小时候来月经就是不正常的,三四个月来一次,结婚以后正常的。

柴老:你把所有的检查结果让我看看。你引产的胎做病理了吗?

患者:这些检查都有。

柴老:你血型B型?

患者:我老公也是B型。

柴老:两个人都是B型,那没事。你这个孩子不是光无脑,这个颈部神经也有问题。

学生:羊水指数超过8cm了,数值为8点多。

柴老:双方染色体、爱人精子、既往病历、B超,你们都记下来。她这脸色不好。脉沉细无力。看看舌头——舌肥嫩、淡红,苔薄白,不是那么虚。(对患者)我们也不敢说一定可以改变。你现在先打好基础,排好卵,怀孕的时候你得吃药,防止羊水多。再看舌,舌质淡、肥、暗红,苔白,面色萎黄,脉沉细微,脉非常不好。

柴老:(柴老说处方:北沙参、生甘草、茯苓皮、白术、玉竹、夏枯草、浙贝、枸杞子、桑白皮、杏仁、月季花、菟丝子、百合、枳壳、桔梗、槐花。)就这样吃吧,月经第5天就吃,20副。

复诊:2013年12月30日。

早孕,孕38天。末次月经时间为2013年11月22日,2013年12月24日查尿妊娠试验阳性,舌淡嫩,苔白干,脉沉滑。

太子参 12g   白术 6g   云苓皮 12g   桑白皮 6g

| 枸杞子 12g | 荷叶 12g | 菟丝子 15g | 泽泻 6g |
| 川断 12g | 桔梗 10g | 百合 12g | 苎麻根 6g |

生姜 3 片（自备）

20 剂,水煎服,日一剂

三诊:2014 年 1 月 21 日。

孕 2 个月。舌淡,脉细滑。

菟丝子 15g	桑白皮 10g	云苓皮 10g	白术 6g
覆盆子 12g	山药 12g	荷叶 12g	苎麻根 6g
北沙参 12g	泽泻 6g	百合 12g	枸杞子 12g

生姜皮 3 片（自备）

20 剂,水煎服,日一剂

（编者注:二诊和三诊均未跟诊,无相关记录。为求病历完整,抄录就诊病历于此。）

四诊:2014 年 2 月 17 日。

孕 11 周 +,时感下腹胀。舌肥暗嫩,苔白干,脉细滑。

北沙参 20g	茯苓皮 10g	太子参 12g	桑白皮 10g
冬瓜皮 12g	菟丝子 15g	苎麻根 10g	白术 10g
百合 12g	覆盆子 15g	当归 5g	莲子心 5g
泽泻 10g	莲须 5g		

20 剂,水煎服,日一剂

【诊治经过】

柴老:十一周多了,该进入产科了,现在有什么不舒服吗?

患者:现在有时候感觉小肚子胀胀的。

柴老:没事。最近 B 超做了吗?

患者:做了。胎心胎芽挺好的,羊水数值没有报告。

柴老:等你进入产科的时候才报。好好把这个 B 超结果保留一下。脉沉弦滑,我再看看舌头。

学生:舌肥大,有点嫩,有齿痕,苔有点干。

柴老:苔有点干,边缘有点暗。这时候嫩也要考虑进来,因为她这种病一定要特别的仔细!（对患者）回去你吃东西可得注意了。

患者:我回去吃啥呀?吃什么要注意?

柴老:别乱吃凉的,萝卜不能吃,都吃些什么了?

患者:胡萝卜算吗?

柴老:胡萝卜没事,胡萝卜、茄子都行。

患者:原来不怀孕不吃肉,现在吃点肉了。

柴老:吃点牛肉。

患者:大夫,我的脸色现在老发红。

柴老:没事,别管那么多了,你现在先管肚子。(柴老说处方:北沙参、茯苓皮、太子参、桑白皮、冬瓜皮、菟丝子、苎麻根、白术、百合、覆盆子、当归、莲子心、泽泻)做菜的时候可以少放一点姜片,鲜姜切片。特别为难,就是当归敢不敢用? 太远了,还是不用为好。

舌有点暗,少用一点儿吧,当归 5g,再给加点莲须,方中还少点儿利尿的,给点儿泽泻 10g,泽泻安全,猪苓利的作用大。我再看一眼方子。好。到三个月你就要进产科了,到产科你一定要把羊水看看,因为你有那么多次羊水多的病史! 跟人家产科大夫说。

我们要继续努力,你来了就说一声,我会照顾你,先给你看。

五诊:2014 年 3 月 18 日。

孕 15 周+。2014 年 3 月 16 日超声检查示胎双顶径 3.1cm,枕额径 3.7cm。脊柱可见,胎心正常。羊水水平 3.5cm,股骨长 1.5cm,胎心率 154 次/min。血红蛋白 89g/L。铜 11.42(11.8~39)μmol/L,铁 7.01(7.52~11.8)mmol/L,镁 1.09(1.12~2.06)mmol/L。

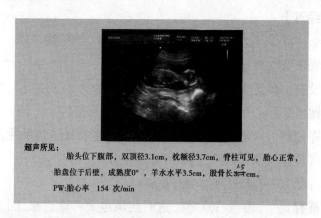

超声所见: 胎头位下腹部,双顶径3.1cm,枕额径3.7cm,脊柱可见,胎心正常,胎盘位于后壁,成熟度0°,羊水水平3.5cm,股骨长1.5cm。

PW:胎心率 154 次/min

舌淡薄,脉右沉细滑,左沉滑有力。处方如下:

冬瓜皮 20g	太子参 12g	桔梗 12g	浙贝 12g

北沙参 15g	苎麻根 6g	菟丝子 15g	泽泻 6g
白术 6g	山药 12g	桑白皮 12g	百合 12g
茯苓皮 12g	覆盆子 12g		

30 剂　水煎服　日一剂

【诊治经过】

柴老：现在怀孕多少天了？

患者：应该 15 周多了，到 22 号 16 周。我们那边的医生说我贫血，补着铁呢。

柴老：你吃的是葡萄酸亚铁口服液？这液体，这糖浆肯定有防腐剂，防腐剂对你孩子不好，你不要搞商业化，你吃医生给的那个铁片。你这个铁剂真的我不放心，看看说明书。你现在羊水水平是 3.5cm（编者注：指此次就诊 B 超检查结果中的羊水水平 3.5cm）是正常的，胎心也挺好。

学生：是有防腐剂。说明书上写的含量是葡萄酸亚铁 0.3g，辅料是蔗糖、香精和防腐剂。

柴老：香精也不能吃。糖浆它应该有葡萄糖，我不赞成你吃糖。我怕她吃糖，为什么？

学生：这个可能是给小孩吃的，因为它本身有点儿甜味，小孩容易吃。

患者：这个特别甜。

柴老：你看说明书上写的"不得长期服用"吧？因为我怕你出事！你就说我建议吃铁片，因为这糖容易影响羊水的循环，糖它黏腻，它湿重，中医这么说，西医不会说这些话。别吃了。你过去四个多月的时候，肚子不是这样吧？

患者：家人都说那时候肚子比这个粗，比这个大。

柴老：另外一个，你有胎动的感觉吗？

患者：有感觉。

柴老：好，真好！摸脉。这个病例要好好地做个总结，因为她也是四次出现问题，这是第五胎。（对患者）甜的你一定要忌，跟你说过，什么甜的也不能吃，等六个月、七个月以后我觉得那胎动"壮实"了再说。我过去治过这个，我不说这具体的，妇产医院都说别再怀了，我们给治好了，后来给生了三个。

患者：到别的医院也都给我判死刑了。

柴老:肯定！我遇见过。我六几年的时候遇见过一个患者就是你这样的。

患者:我就是在网上看到您治这个,我才找来的。

柴老:是吧?那时候也没有什么B超,就量体重,我治的时候她体重真的往下降,孩子往上长那水往下降,真高兴！你可不能胡吃什么驴肉、鸽子肉,这些都不能吃。

患者:水果呢?

柴老:吃苹果,梨不吃,香蕉也不吃,葡萄就更不吃了,你就吃点苹果吧,忍着,生完了就得了,生完了给我们一个信儿。

患者:我感觉肚子胀。

柴老:以后还得胀呢,孩子往大长,还不得胀?没事,所以我说你甜的不能吃,一定要注意。我再看看舌头,(对学生)说说?

学生:舌淡、嫩。

柴老:还有什么?还有,舌淡、薄,你再看看,舌体比较薄,右脉沉细滑,左脉沉滑有力,真希望你好好的啊！

患者:谢谢您。

柴老:土豆能吃,白薯不吃,白薯是寒的,小米能吃。开方！(柴老说处方:冬瓜皮、太子参、桔梗、浙贝、北沙参、苎麻根、菟丝子、泽泻、白术、山药、桑白皮、百合、茯苓皮、覆盆子。)

(编者注:患者于2013年9月足月顺产一男婴。)

多囊卵巢综合征

关键词:多囊卵巢综合征;妊高征病史;妊娠血瘀证用药

【一般情况】

齐某,女,35岁。2013年11月26日就诊。

患者14岁初潮,初潮后曾闭经半年,此后月经后错,5~6天/30天~3个月,2002年当地诊为"多囊卵巢综合征",间断应用黄体酮撤退性出血。2003年结婚,2006年因"未避孕不孕3年",当地医院予氯米芬(克罗米酚)促排卵3~4个周期,未孕。2007年5月自然妊娠,孕25周起水肿明显,孕26周起血压最高达180/100mmHg,诊为"妊高征"(妊娠高血压综合征的简称),保胎至孕 28 周,后因胎盘早剥,行引产术,术后避孕。患者自 2009 年 5 月起在柴老处治疗,月经基本规律,基础体温呈双相。患者因未避孕 2 年未孕,于 2013 年 10 月 1 日及 2 日人工授精(LMP:2013 年 9 月 18 日),10 月 12 日查血 HCG:58.64mIU/ml,P:98.6nmol/L。

刻下症:患者现孕 10 周,血压 120/70mmHg,基础体温稳定,纳眠可,二便调,无不适主诉。

舌淡暗,有瘀斑,脉细滑。

处方:

枸杞子 15g	女贞子 15g	旱莲草 12g	菊花 10g
苎麻根 6g	百合 10g	茯苓 10g	荷叶 10g
地骨皮 6g	熟地 10g	菟丝子 15g	覆盆子 15g

14 剂,水煎服,日一剂。

【诊间讲课——有瘀血的患者妊娠期用药】

柴老:我看看舌头。舌淡,它周围瘀斑下去不少,现在好多了,舌淡暗。要注意:凡是有瘀血的患者在妊娠期怎么用药?

我还是以安胎第一,不走那些活血化瘀的道,我主要清热安胎。有瘀,瘀肯定有热。她原来舌两边是黑黑的两大条瘀斑,现在好多了。这个时候我基本上用药在中焦,不走下焦,因为走下焦怕动胎。像这种情况,我常用的是什么呢? 我用荷叶,同时加上覆盆子,清热、化浊、安胎、固涩。像这个有妊高征病史的人,咱们一定得早治,在她没怀孕时就得治,像这种患者已经怀孕了,有很多药你就不敢用了,咱们将来可以写一下这个治疗程序。

对她来讲,你们过来摸摸脉。她的血管的弹性特别好,所以我觉得非常有希望,真的非常有希望! 脉细滑,脉的滑象好,就是特别好!

咱们开方! 像这种患者用枸杞子,还得用女贞子,像钩藤我就不敢用了,钩藤不是妊娠禁忌药,但是它有平肝的作用,有平的作用的药物就一定要慎重使用,因为她怀孕了。如果没怀孕,可以用。(柴老说处方:枸杞子,女贞子,旱莲草,菊花,苎麻根,百合,茯苓,荷叶。)我上回不是给过你们一次方子? 就是枸杞子、菊花、荷叶、苦丁茶、寄生,治疗高血压的效果非常好。可是对她来讲,现在有几个药全部不敢用:苦丁茶不敢用,寄生不敢用,钩藤也不敢用,所以只好就用枸杞子、菊花、荷叶了!(柴老说处方:地骨皮,熟地,百合)还得保胎呀,加上菟丝子,覆盆子,还是开两周吧。

如果她没怀孕,这个方子里茜草不能少,桃仁也不能少。茜草清热也活血,桃仁走肝经,是必须要用的。也可以用杜仲。对她来讲现在杜仲也不敢用了。下一次再来的时候要考虑到茯苓皮,现在不要用。

复诊:2013年12月10日。

患者现孕12周,2013年11月29日至30日阴道少量出血,现BBT稳定,自述血压平稳,120/75mmHg,无阴道出血,无头晕心慌等不适,纳眠可,二便调。

舌淡暗,脉沉滑、稍数。

辅助检查:

2013年11月29日查B超示:子宫前位,宫颈长3.35cm,宫内可见妊娠囊,妊娠囊内见胎芽,长径3.92cm,胎心搏动可见,双附件未见明显异常,提示:宫内孕,相当于孕10周6天。

2013年11月29日查:血HCG 55 694mIU/ml,P 72.8nmol/L,

处方:

覆盆子15g	枸杞子15g	菊花10g	益智仁5g
旱莲草12g	熟地10g	荷叶10g	菟丝子12g
苎麻根10g	椿根皮5g	百合10g	茯苓10g
北沙参15g	地骨皮10g		

14剂,水煎服,日一剂。

【诊后处方分析】

柴老:(问患者)你上回怀孕血压高,是第几个月出现的?

患者:五个多月开始水肿,但是血压不高,然后六个多月开始出现血压高的,26周以后,突然一下子血压就高了。

柴老:号脉吧。这脉真好,脉沉滑稍数,挺好的。我看看舌头,舌淡暗,还是淡暗。(柴老说处方:覆盆子,枸杞子,菊花,益智仁,旱莲草)这时候你就要用熟地了,加上荷叶。

这个人怀孕了,有多囊卵巢,舌是淡暗的,又有高血压、胎盘早剥史,我们现在的重点是什么? 一个是护肾,一个是护胎。必须保护她的胎,写上! 一方面要保护胎,一方面要考虑怎么让她的血压不上去? 就是要安定血海,敛她下焦之火。还得考虑一般常规的安胎方法,所以我用了熟地。这里的熟地不是针对多囊卵巢,多囊卵巢我是不让用熟地的,为什么? 多囊卵巢本来就不发育了,再用滋腻的药去敛它,卵泡更出不来了!为什么她用熟地了呢?并且必须用荷叶?对她来讲用熟地、荷叶就有双关的作用:一个作用是经验方里面讲荷叶是有降压作用的,同时它有祛浊、清热的功能,对胎儿没有影响,又防止熟地过于滋腻。我们这里用熟地来防止她血海的不稳定,毕竟舌质是淡的,防止她妊娠晚期血压上升。所以这两个药是相辅相成的。假如把枳壳用上去就惨了,怀孕不能上枳壳,枳壳促进子宫收缩,知道吧?可以上陈皮,可以上佩兰,对不对?

还有一个,要注意:不用杜仲。杜仲也有治血压高的作用,但是在妊娠期我们不用杜仲,但我加上益智仁了,益智仁安肾,益智仁可以,旱莲草也可以,枸杞子可以,这些都是对血压有好处的,不温动又滋补肝肾。不是温动肝肾,而不是温养肝肾,而是滋补肝肾。这里面可不一样。一字之差,谬之千里!(柴老说处方:椿皮,苎麻根,百合,茯苓,北沙参,地骨皮)。

我现在就重点讲她这个方子。给她保胎要想几个问题:第一,保胎是第一宗旨;第二要考虑她有妊娠高血压。她上一次怀孕五个月的时候就出现水肿了,分析她的病史,可能那个时候就有脾虚,到底是脾虚还是肺气不足,这两个咱们不好说,因为她既不能气化也不能除湿,健脾除湿,所以这个胎也受伤,到最后高血压引起来胎盘早剥。降压,就是用熟地和枸杞子,可以防她血海的浮动,因为她将来血海越来越动,这样就会导致肾气的浮阳上越,或者说肾的下焦虚火上炎,引起高血压,我们用药的本身就是为了防治这个。

有旱莲草没有?用了吧?旱莲草、熟地可以起到一个功能相辅的作用,因为都走下,把荷叶配上,荷叶就佐它们俩了,同时起到清热凉血降压的作用,而且祛浊又防止它们的滋腻之性,这不非常好?

(编者注:患者后期血压一直平稳,足月顺产一男婴,母子平安。)

妊 娠 保 胎

主题词:卵巢功能减退;妊娠保胎;剥脱苔

【一般情况】

鹿某,女,33岁,主因"未避孕未孕2年",于2015年5月16日开始在柴老处就诊。

现病史:月经 12 岁初潮,4 天 /25 天,量中,结婚 3 年,G_0P_0。2015 年 4 月 28 日(月经第 2 天)查 FSH 10.31mIU/ml,LH 6.48mIU/ml,E_2 56.61pg/ml,PRL 7.48ng/ml,T 18.06ng/dl。当地医院诊断为:卵巢功能减退。

再诊:2016 年 1 月 16 日。

刻下症:LMP:2015 年 12 月 12 日,经前 BBT 近典型双相;PMP:2015 年 11 月 19 日,经量较多。现 BBT 上升后稳定。主诉口干、口渴明显,余未诉特殊不适。

舌暗,苔黄干,右侧苔剥脱;脉细滑。

辅助检查:2016 年 1 月 11 日查血 β-HCG 487IU/L,P 32.26ng/ml,E_2 212.37pg/ml。

处方:

北沙参 15g	莲子心 3g	玉竹 10g	侧柏炭 12g
苎麻根 15g	黄芩 6g	菟丝子 15g	青蒿 6g
莲须 5g	椿皮 5g	芦根 12g	荷叶 10g

7 剂,水煎服,日一剂。

【诊治经过】

柴老:这脉不错,过来摸摸。这脉比刚才那位患者脉好,看舌头。

ER-4-8

患者再诊时的
舌象

看她这舌苔中间有一块没有苔,特别明显! 这是脾胃的部位。可是呢,那么明显的剥脱,说明火大,冲击得厉害。舌苔是黄干的,脉细滑。(柴老说处方:北沙参,莲子心,玉竹,侧柏炭,玉竹,苎麻根。)羊肉不能吃。对她来讲吧,应该考虑清脾胃之热。清脾胃之热的有些药还不敢动。像知母吧,专门是泻脾热的,可是不敢用,有点凉。用点黄芩,如果解释这个方解的时候,黄芩虽然是走肺经清肺热的,可是它安胎呀,清热安胎。如果说用川连的话,黄连是走中焦,黄连厚肠胃,厚就是对肠胃有好处,也安胎。可是它燥,明白我的意思吗? 燥性,燥伤阴,她舌苔那么干,所以黄连呢,我们就不用。我们用苎麻根、青蒿、菟丝子、莲须、椿皮。(问患者:)怀过孕吗?

患者:没有,这是第一次怀孕。

柴老:别怕,也别幻想。头一胎呢事儿多,慢慢养吧。她这舌苔怎么那么干呢,给点芦根。荷叶有吗? 没有。加荷叶。这时候就不能用石斛,对吧? 石斛通痹。补肾的药有一个,菟丝子有吗? 没有。加一个,把菟丝子加上。菟丝子给15g,多加点儿。

患者:吃鸡蛋和牛奶都没问题吧? 不上火吧?

柴老:吃鸡蛋没问题,鸡蛋是养阴的。不上火。我跟你讲,你要是恶心你可要忍着点儿。你还有点热,梨不吃,吃苹果。你别乱吃,不值当的不吃。

患者:好的,谢谢柴老。

产 后 出 血

关键词:产后出血

【一般情况】

曾某,女,26岁。主因"产后阴道不规则出血5个月"于2015年10月24日初诊。患者结婚3年,孕3产3,每次妊娠生产后均出现阴道不规则出血近1年。2011年12月顺产第一胎;2013年9月顺产第二胎;末产2015年5月,产后不规则出血。产后复查:宫颈未见异常。

复诊:2016年2月20日。

刻下症:产后9个月,阴道不规则出血。服药后出血曾间断地中止,近期感冒后,阴道又有少量出血。现BBT呈单相波动。舌苔黄干,脉细滑数。

辅助检查:

2015年8月19日B超示:子宫5.1cm×3.8cm×4.8cm,内膜厚度0.3cm,左卵巢:5.1cm×2.1cm,可见8~10个无回声区;右卵巢:3.9cm×1.7cm,可见8~9个无回声区,大者0.8cm×0.7cm。

2016年1月28日查:FSH 6.61mIU/ml,LH 18.67mIU/ml,E_2 53.96pg/ml,PRL 2.92ng/ml,T 58.32ng/dl。

处方:

太子参12g	白芍10g	五味子3g	仙鹤草15g
地骨皮12g	坤草6g	柴胡5g	生牡蛎15g
当归10g	菟丝子15g	荷叶10g	杜仲10g

14剂,水煎服,日一剂。

【诊治经过】

患者复诊时的舌象

柴老:她这个病,一个是多囊卵巢,一个咱们认为是浮热不解。她多次妊娠,而且比较密集,这样呢身体基础恢复不了——这是我们中医的观点。要说西医的观点,还是卵巢功能的问题。我今天突然想出来一个问题,是什么呢? 她每次产后都出血,我觉得她还是存在子宫收缩的问题,子宫收缩不好。子宫收缩不好,咱们认为一个是由于血海伏热,这是我的观点;另外一个子宫收缩不好的原因还是气不够用。那我想今天加入五味子。(学生答:上次加了。)

柴老:(问患者)加了以后见好没有?

患者:这次出血停了,要不然出血一直不停。

柴老:把这个记上,加了五味子以后出血停了,感冒以后又阴道出血了。出血可能是月经也难说,看看吧。我们把她的电话留下。看舌头。看见没有? 舌苔是黄干的!

患者:这样是不是不好治?

柴老:也不是不好治,你得治,你不治的话将来你岁数一大,血压就要出问题了。

患者:我这病属于功血吗?

柴老:西医叫它功血。我们认为这是产后气虚,血海浮热。(柴老说处方:太子参,白芍,五味子,仙鹤草。)五味子和仙鹤草,都有增加子宫平滑肌收缩的作用,两个药都用。五味子收敛,仙鹤草止血。解释的时候都可以解释得通:从药理学的角度讲,它们就比大小蓟要好,比三七粉好,对不对? 选药的时候要考虑其功效,比方说止血药,你脑子里一下子闪过五个,五个里头,你挑哪一个最合适? 这两个比较合适,都是可以增加子宫收缩的;还得考虑里头有伏热,所以用地骨皮,地骨皮清下焦虚热;还一个就是加上坤草(益母草)。你光增加收缩了,子宫还得均匀地收缩呀,所以用益母草。益母草少量用可以养血化瘀,也是可以增加子宫收缩。提到这个坤草呢,我过去探索过。原来搞中药流产,用五钱(15g)的时候胎囊排下来,用二两呢? 二两是多少? 就是60g,用60g的时候反而患者肚子疼,排不出来。那时候我就找王喜,那是内科的一个老大夫。我跟他讲这是怎么回事啊? 他说:你不懂药性,益母草那么泡(编者注:音pāo,蓬松,体积大的意思),它把别的药全吸附到它那儿去了。当时我就不理解,我说不可能,中药都是可吸附的。后来我想到:可能是坤草量大,导致子宫过分强直地收缩而没有功能——这是我的推理。后来我理解了,当时我不明白。后来我试过:不是说它有吸附别的药的作用吗?那我将它单煎呢?益母草二两(60g),单煎呢,它就不会吸附别的药了,但同样也没有效。益母草,我发现如果过分大量地用会引起子宫强直地痉挛,从而排不出去东西。

再有一个出血时间长的问题。考虑(子宫)里面有残留的时候,用益母草加阿胶珠效果很好,因为益母草可增加子宫的收缩力,阿胶珠有滑利之性。我过去治过一个患者,怀孕三四个月流产了,胎死宫内掉不下来,我就用益母草加阿胶。那个患者是农村的,她说掉一大块东西给猪吃了。我记得非常清楚!所以我从那以后,出血日久的、宫腔有小残留物的、出血淋漓不断的,我就加上阿胶。我现在用益母草不超过二钱(6g),不超过6g,稍微动一下就得了,不要太拼命地去用了。

(柴老说处方:柴胡,生牡蛎)生牡蛎和茶叶合起来用的时候治甲状腺肿瘤。注意不是恶性的,是单纯肿。还有一个,生牡蛎和生地,这是一对对药。对热性的出血基本有效。量呢,生地用牡蛎的一半。比方说牡蛎用30g,生地就用15g。现在我觉得生地太黏了,所以用10g,那个生牡蛎就用20g。但是你别忘了,对于多囊卵巢的患者你不能完全地用滋腻药,一滋腻,卵泡就更不发育了(柴老说处方:当归,菟丝子,柴胡)。所以这时候用(柴老说处方)荷叶、杜仲,来缓解你这个方子里滋腻药的不良作用,荷叶、杜仲同样走下。好,试试看,吃两个礼拜。

不良妊娠史

关键词:不良妊娠史,二阳致病。

【一般情况】

闫某,女,34岁,2018年8月7日初诊。

主诉:未避孕未孕2年余,不良妊娠史2次。

现病史:既往月经规律,初潮年龄14岁,5天/28天,量中,色红,有血块,时有痛经。2017年11月起使用曲普瑞林(达菲林)降调(1针);末次月经:2018年7月14日,行经6天,量多,色红,无血块,有痛经;前次月经:

2018年6月9日,行经10天,量多,色红。

刻下症:无阴道出血,时有小腹隐痛,无腰酸,纳可,眠欠安,大便每日1次,质稀黏,口异味,口苦。舌暗苔白干厚,脉细滑。

婚育史:已婚5年,婚后未避孕未孕2年余,2016年6月查左侧输卵管堵塞,后行3次人工授精均未受孕,2016年12月起行IVF-ET术,2016年12月取卵9个,配成鲜胚1枚,移植成功,2017年1月25日孕8周左右胎停育行清宫术,胚胎染色体示21-三体综合征。2017年8月取卵7个,囊胚1枚;2018年3月移植囊胚1枚以后,于2018年5月2日孕8周+2天时胎停育(未见胎心,胎芽已见),于石家庄市妇产医院行清宫术,术后行胚胎染色体检查示致病基因组拷贝数变异。2018年6月查双方染色体未见明显异常。2018年6月取卵13个,配成1个鲜胚,未着床。过敏史:青霉素及磺胺类药物过敏。

辅助检查:2018年6月11日查女性激素(月经第3天):FSH 4.39mIU/ml,LH 0.79mIU/ml,E_2 31.0pg/ml,P 0.20ng/ml,T 0.61nmol/L(0.38~1.97nmol/L),PRL 6.42ng/ml(5.18~26.53ng/ml)。

2018年7月16日查女性激素(月经第3天):FSH 4.89mIU/ml,LH 2.43mIU/ml,E_2 40.0pg/ml,P 0.20ng/ml,T 0.73nmol/L,PRL 7.06ng/ml(5.18~26.53ng/ml)。

2018年6月22日B超示:子宫4.7cm×3.7cm×4.0cm,宫颈长2.7cm,内膜:0.8cm。子宫前壁探及低回声1.0cm×0.7cm,宫底壁探及低回声结节0.5cm×0.5cm,后壁低回声结节0.6cm×0.4cm,右侧卵巢大小4.0cm×1.5cm,左侧卵巢大小3.0cm×1.3cm。提示:子宫实性占位(小型子宫肌瘤可能),内膜回声欠均,盆腔积液。

处方:

冬瓜皮15g	茵陈10g	双花10g	桑叶10g
泽泻10g	枳壳10g	夏枯草10g	玫瑰花5g
槐花5g	白头翁10g	茯苓10g	杜仲10g

7剂,水煎服,日一剂。

【诊治经过】

柴老:这次取了13个卵,就配成了一个,一个还没成,一共取了3次卵,取了好几十个吧?

学生:加起来等于是 29 个,第一次 9 个,第二次 7 个,第三次 13 个,一共 29 个。

柴老:29 个卵,你卵巢受到的损伤咱们暂且不说,取了 13 个卵,一个都没成,说明你的卵不够好。

患者:是,北京某知名医院说是受精有问题。

柴老:哦,你回去从明天开始量体温,先别再去取卵了,你光是下米,没火,上哪煮饭去? 这不胡来吗?

患者:有没有办法能让卵好点?

柴老:中医就是调整,先治治看吧。我看你舌,嘴里怎么这么大的味道? 舌暗苔白,舌苔还干,你都吃什么了?(对学生)注意二阳之病发心脾。你平时爱吃什么?

患者:我爱吃海鲜、西红柿、土豆、胡萝卜,还有虾。

柴老:可以吃鱼,但海鲜和螃蟹一定要忌。这虾越小,阳热越大——根据我的经验——越是小虾,兴阳的作用就越大。上次开会,院长让我讲女人在不同阶段的生理,我又重新查了一次这个海虾。我原来写了一本书,叫《中医谈食物保健》,1987 年出的,里面就涉及这个,但都是 20 多年前的概念了,肯定不如现在更丰富一些。我为了讲这个课,带着问题重新又查了关于这虾的问题,提到一个"兴阳道","兴阳道"就是促进性活动,促进生殖。我为什么紧着问她吃什么呢? 她嘴里的味道不对,这种味不是女人的口味,是那种经常酗酒、吃乱七八糟的东西的人才有的那种浊气。古人认为"二阳之病发心脾,有不得隐曲,女子不月",古人认为二阳之病,胃与大肠的病,是由心脾导致的,为什么呢? 因为女人善妒,小心眼,所以心火郁结,不能温脾土,脾经不能运化水谷。可是根据我这几十年看闭经的感觉,二阳之病引发心脾,二阳里面这种浊热的、不干净的、不符合生理要求吃的东西,结聚在肠胃里面,胃与大肠的浊热不能传导,就出现大便秘结。我做了 200 例闭经患者的总结,发现有 60 例还是 70 例——具体我忘了——患者有大便秘结。所以说,二阳致病,致的什么病? 秘结之病。浊热不能被传导,所谓的排毒,那么这种毒热,就溢入血分,反过来影响了心,这个观点是我的推理。

对这个患者,她这种浊热的味道不对,所以中医讲望闻问切啊! 我记得我们搞产科的时候,恶露我们都得闻,女人排的那些东西,大夫是要闻的。我像你们这么大的时候,患者从我面前这么一过,谁有肿瘤,我"闻"得出来。我就闻着她那种晚期肿瘤的味道,一准闻得出来。所以,为什么自己的生活要特别简朴,简朴不是穷,朴素简单,那是为了别损害了你的脏器。我们西医说"一嗅二视三动眼,四滑五叉六外展"。一嗅,第一对神经是嗅神经,人的嗅觉是退化得最早的,那猎犬、缉毒犬的鼻子——就是狗鼻子的嗅觉没退化,有人说我的鼻子像狗鼻子,我的就没退化,为什么?我生活简单,我什么都不参加,就这样保持在原始状态。所以我们搞医的一定要这样:那些杂七杂八的东西跟咱没关系,我觉得那是秽,对我们来讲是一种秽,污秽的东西我们不看,因为它会影响我们的情绪,一定要这样!

"二阳之病发心脾,有不得隐曲,女子不月"。古时候竹简多珍贵,为什么要把"女子"加上去?为什么不就写"不月"?你要想问题!我就发现这个问题,后来查《中医大辞典》,这句话的下面写着:"在男子则宗筋不举",这也是病!我不知道现在的男科大夫什么样了,二三十年前的男科大夫整个的都是用麻雀、仙灵脾、海马,这些东西,越吃越干。阴精就是那么多,醉饱入房,这都是伤阴的!

不讲了。脉是细滑的,舌苔厚,舌苔厚而口臭明显,大便好吗?

患者:大便稀,发黏。

柴老:她经常吃螃蟹、吃虾,虾我说过了,说说螃蟹。现在有一种新的污染,叫二噁英,它沉积在水面上,水底的泥里面,这是新发现的,它是一种石油类东西分解的沉渣。螃蟹,主要吃泥,它不会呼吸,它的肺根本排不出这些污浊的东西,人通过吃螃蟹把二噁英带到体内,就造成了生殖问题,我就简短地这么说。我们的古人认为,螃蟹是大寒的东西,是堕胎的。我们这么认为:胚胎刚植入到母体里还不牢固的时候,如果有一种毒热,也包括大寒的东西,对胎儿造成影响的话,那就有流产可能的。所以网上有说吃螃蟹没问题,流产和螃蟹没关系,实际上是有关系的。不但螃蟹,红豆都不行。

患者:我以前怀孕的时候也吃红豆了。

柴老:过去的事情你再说也没用。你现在也不对,取13个卵你就1个勉强配上,说明你的卵一个也不好。你就踏踏实实测体温看病吧。开药吧。(柴老说处方:冬瓜皮,茵陈,双花,桑叶,泽泻),为什么用泽泻?我来给你们解读:用泽泻的目的就是分利,因为她大便溏。作为大夫,不要患者说什么都听进来,但她所有的东西都要在自己的脑子里有轮廓、有重点才行。不能光听一句患者说:"我头疼","我脚也痒痒",那怎么治?(柴老说处方)枳壳,冬瓜皮,夏枯草,夏枯草是要给她解毒热,(柴老说处方)玫瑰花,槐花,白头翁,茯苓,杜仲,够了。(对患者)我先趟趟路子,看看你的体温到底怎样。记得把辣的忌了。

月 经 量 少

关键词:月经量少;望诊——望肌肉

【一般情况】

董某,女,28 岁。初诊日期:2018 年 10 月 9 日。

主诉:人工流产术后月经量少半年余。

现病史:患者既往月经规律,初潮 12 岁,5 天 /30 天,量中。已婚,孕 4 产 1,2013 年行剖宫产术产下 1 男婴,3 次人工流产史,末次人工流产时间为 2018 年 2 月。末次人工流产术后自觉经量较前减少 2/3 左右,周期大致同前。

刻下症:LMP:2018 年 9 月 15 日,带经 4 天,量少;PMP:2018 年 8 月 14 日,带经 4 天,量少。平素嗜食辛辣、肥甘之物。身高 162cm,体重 67kg。现无阴道出血,时有小腹隐痛,纳眠可,大便日一行,时有不成形,无口干、口苦。否认既往史。

舌暗苔白腻,脉沉细滑。

辅助检查:

2018 年 3 月 24 日阴道 B 超示:子宫大小正常,内膜 0.5cm,双侧卵巢大小正常,卵巢内可见 10 个以上的卵泡回声区,直径均小于 1cm。

2018 年 5 月 20 日(经期第 3 天):FSH 7.18mIU/ml,LH 2.78mIU/ml,E_2 40.02pg/ml,T 0.55ng/ml。

处方:

车前子 10g	冬瓜皮 15g	枳壳 10g	槐花 5g
丹参 10g	鱼腥草 10g	荷叶 10g	茵陈 10g
坤草 10g	地骨皮 6g	月季花 6g	浙贝 10g

7 剂,水煎服,日一剂,月经第 5 天服

【诊治经过】

学生:这是一个初诊患者。28 岁,孕 4 产 1,有一个孩子。那孩子是 2013 年生的,是吧?

柴老:怀孕 4 次生 1 个,那 3 次是自然流产?

学生:3 次人工流产,2013 年行剖宫产,产下一男孩。

柴老:你最后一次怀孕是在什么时候啊?

患者:是今年 2 月。

柴老:这个一定要问! 因为这个可以了解她的生育能力。如果是生完孩子就没有再怀孕,那就要考虑很多病。一个病可能是输卵管堵了,生完孩子以后现在还能怀孕,起码在此次怀孕之前,通道没有问题,但目前有没有,不好说,对不对?(问患者)你是自己想生第二胎吗?

患者:不是,我不想要二胎,我就是想让我月经量正常,然后想把 B 超说的这个多囊给消除了。

柴老:她的激素检查结果不支持多囊卵巢综合征。但月经完全正常的人也可以有卵巢多囊的征象,但是不一定有多囊卵巢综合征。

(对患者)我觉得你胖,胖得有点不正常。你的胖有点儿显得肌肉硬,你发现没有? 我第一要问你是做什么工作的?

患者:出纳,财务。

柴老:出纳? 这个是不需要她做肌肉锻炼的,那么她有这样的肌肉就是病态。所以中医为什么要求进行动态观察? 同样一个患者,不同的大夫认识的范围就不一样。她这血管真的不错,但是脉不好。月经来得怎么样?

患者:做完人工流产之后觉得量少了,周期都还可以。

柴老:肯定是少的,你回去画基础体温吧。我看你舌头。舌质暗,苔白腻,脉沉细滑。我在她身上看见几个迹象:一个迹象是她给我的印象好像是从事室外活动的工作者。为什么呢? 看她身上的肌肉有点儿硬,这是其一。另外一个,她的皮肤粗糙,但性激素的结果不支持,B 超显示有多囊。《中华妇产科学》里面说有 20% 的正常妇女可以有卵巢多囊样改变,但不是多囊卵巢综合征。所以如果其他什么都正常的,只有卵巢多囊样变,那不是病。但我还是觉得她的身上有多囊卵巢综合征的迹象,为什么? 看她脖子有点黑棘皮征,激素检查结果虽然不支持,但 B 超显示有。还有一条,她月经规律只是量少,咱们诊断这个病欠点。

从脉上看,脉是沉脉细滑,显得那么无力,另外一点她的脉比较短。咱们说的寸关尺,她顶多说摸到尺脉的边上,不够长。假如没有经验的大夫一定认为她这是气血不足,但是你看看她那舌象,还有她肌肉的状态,我觉得是湿热阻滞。同意不? 那你们给我用个方?

学生:我治疗的话可能会走二阳的路。

柴老:对。但是如果她大便不干,那你也走二阳,就要看你用什么药了。这时候你就要问她:吃什么东西? 是哪里的人? 我昨天突然又想到咱们的一个学术特点,就是我们特别全面。所谓全面,不是要探索人家的地位、经济和权威,不是这意思,而是我们要看她的生活习惯是否跟疾病有关系。

比如这个患者,我从这个侧面看她的时候,这边的皮肤都黑。最近我也查书,我们不是搞基础研究的,我们就谈临床。书中提到这个棘皮(编者注:黑棘皮病),是雄激素的一种表现,它喜欢在人体松弛的组织上表现出来,那就是黑。松弛的部位或者说皮肤有皱褶的地方,比如腋窝、颈、腘窝、大腿根部,都是。

实际上我觉得脖子下也有不少,但是书上没有进行描述,一般表现就是出现两条明显的纹,这个点你们应该把它做个课题来观察。你们没注意观察。很多这样的患者,她的脖子比别人显得粗,就像进入中年或者是中老年的那种状态。

好了,开这方子。末次月经是9月15号,今天是10月9号,快到月经期了,那就月经来的第5天再吃。(柴老说处方:车前子,冬瓜皮,枳壳,槐花,丹参,鱼腥草,荷叶,茵陈,坤草,地骨皮,月季花,浙贝。)我想给她调整一下她身上这肉,但是我现在不敢,我得再看看。这女人的肌肤,小说里不是形容如嫩藕,年轻小姑娘的肉都是嫩呼呼的,像我这个是老皮了,都不算了。可是你们摸摸这个患者,她那是硬的,不是因为老了,而是卵巢分泌的激素有问题。

好了,月经第5天吃,可以吃20副。

原发闭经一

关键词:原发闭经;柴老问诊;二阳致病
【一般情况】

张某,28岁,初诊日期:2018年10月13日。

主诉:原发闭经。

现病史:2014年开始接受激素治疗(戊酸雌二醇片/雌二醇环丙孕酮片复合包装,商品名:克龄蒙),有月经,停激素治疗半年。现症见:乳房发育欠佳,阴毛少,纳可,眠欠安,二便调。

舌肥嫩厚暗不泽,苔少,脉沉细无力。

个人史:足月产、头胎。未婚,否认性生活史。

家族史:母亲体健,父亲有糖尿病病史。

辅助检查:

2013年12月31日B超示:子宫5.4cm×2.2cm×1.2cm,内膜显示不清;左侧卵巢2.9cm×0.9cm,右侧卵巢2.3cm×1.1cm。

2013年12月31日查女性激素:LH 1.55mIU/ml,FSH 2.70mIU/ml,E_2<20pg/ml,T 0.11ng/ml(<0.75ng/ml),PRL 5.42ng/ml(<26.2ng/ml),P 0.2ng/ml。

2018年8月14日B超示:子宫4.5cm×4.2cm×2.0cm,内膜0.5cm;左侧卵巢2.5cm×1.1cm,内见数个卵泡样回声区,右侧卵巢2.0cm×1.6cm。

2018年8月14日查女性激素:LH 1.67mIU/ml,FSH 3.98mIU/ml,E_2 8.81pg/ml,T 0.15ng/ml(<0.75ng/ml),PRL 6.38ng/ml(<30ng/ml)。

处方:

太子参15g	当归10g	郁金6g	百合10g
茯苓10g	白术10g	补骨脂10g	菟丝子15g
陈皮10g	冬瓜皮15g	杜仲10g	月季花6g
枸杞15g	川芎6g		

20剂,水煎服,日一剂。

【诊治经过】

柴老:多大了?

患者:29。

柴老:结婚了吗?

患者:没有。

柴老:有男朋友吗?

患者:没有,从来没有过性生活。

柴老:月经怎么样?

患者:就是从来没来过月经。

柴老:原发闭经? 那原发闭经就起码 15 年了。

患者:嗯,就从来没来过,然后吃过克龄蒙,吃克龄蒙就来。

柴老:什么时候开始吃的克龄蒙? 几岁的时候吃的克龄蒙?

患者:2014 年,等于 24 岁的时候开始吃的。

柴老:最近这 4 年用激素维持,按月来吗?

患者:按月来,挺准的。半年前开始吃中药。

柴老:把你的资料拿过来。(问患者母亲)她是足月产吗? 她是第几胎?

家属:就是第一胎,足月产。

柴老:你怀她的时候得过什么病吗?

家属:没得过病,就她爸血糖高,她爸有家族性糖尿病。

柴老:足月产,母亲比较健康,父亲血糖高,这个在病历上记下。关于血糖高我顺便说一下,母亲血糖高的,有 1/4 的人容易出现畸胎,畸胎的临床表现是什么? 就是羊水过多。大概是(20 世纪)60 年代以后的资料显示比率是 1/400,400 个羊水过多的孕妇就有 1 个出现畸胎。这畸胎中 40% 是女婴,而且是无脑女婴。所以妊娠期发现畸胎的时候一定要问母亲的血糖情况,但她是父亲血糖高,这个没有相关的报道。

这个时候我们首先想到的是什么呢? 她的子宫发育情况。去年 12 月 31 日做的 B 超,是用激素治疗前的,她的子宫大小 5.4(cm)加 2.2(cm)加 1.2(cm)等于 8.8(cm)。正常的子宫三个径线加起来应该是多少? 一般正常最低限不应该低于 12cm,最高限不要超过 15cm。如果经产妇那允许稍微大一点儿,不能超 17cm。这个患者她的子宫是 8.8cm,8.8cm 相当于是 9 岁以下孩子的子宫大小,所以她的内膜显示不清。

用西药之前的激素 LH 1.55(mIU/ml),FSH 2.7(mIU/ml),E_2 小于 20(pg/ml),她这根本就没发育啊。PRL,它的最高限是 26(ng/ml),她才五点几,这个是低的。睾酮 0.11(ng/ml),高限是 0.75(ng/ml),也是缺得很,这个要注意。LH 1.55(mIU/ml),要把这个记下来。上海王淑贞的《妇产科理论与实践》里面要求 LH 是不应该低于 5(mIU/ml)的,她这是 1.55(mIU/ml),从我们妇科角度来看,说明她中枢还是有问题。这个孩子的病不是在子宫,是中枢有问题。还有 FSH 是 2.7(mIU/ml),FSH 最少应该是 5(mIU/ml)以上,6 到 7(mIU/ml)。雌二醇小于 20(pg/ml),这个不知道是多少,19 也是小于 20(pg/ml),0.1(pg/ml)也算小于 20(pg/ml),是吧?

今年的是8月份查的，4月份停的激素，停了4个月，这样可以，有意义。子宫4.5（cm）加4.2（cm）加2.0（cm），10.7（cm），好一些，内膜0.5cm。我们觉得0.5（cm）就有希望。我为什么说她稳定，好在哪？因为她用了激素以后，内膜看见了，说明她有内膜。所以你在分析一个问题的时候一定要想到，如果激素用了以后她内膜还是模糊的，那就考虑她可能缺东西，而她用了以后是有反应的。很有意思！这几天有白带吗？

患者：有，但是少。

柴老：说有就行了，你多不了。2018年8月的激素检查结果——这个搞科研也好，搞临床验证也好，资料一定要有时间——PRL是6.38（ng/ml），T是0.15（ng/ml），LH是1.67（mIU/ml），还是不行，太低了。FSH是3.98（mIU/ml），好一点。雌二醇8.81（pg/ml），有点儿了，能够告诉具体数值了。睾酮0.15（ng/ml）。还没上去。别的还有吗？

患者：在北京协和医院做过垂体试验，说是下丘脑性闭经，没有化验单。

柴老：你把衣服解开，我看看。吃饭睡觉什么的好吗？大小便呢？

患者：都正常。就是前段儿时间我感觉有盗汗，就是晚上出汗多，睡觉不是很实，容易醒。

柴老：你这些都不是主要的。（对学生）关键要注意她的大便。垂体病要注意"二阳之病发心脾，有不得隐曲，女子不月"，她没有不得隐曲，因为她就没有自然来月经。但是二阳之病一定要研究。

二阳之病是什么？古人说是心脾影响了二阳，二阳是胃与大肠。我的观点是二阳倒过来影响心脾。因为现在这个时代变了，时代变了的同时饮食结构也变了，生活习惯也变了，性格、包括追求，都不像女人了。现在不少妇女胡吃海塞，这样她胃的受纳能力超了，太膨胀了。大肠又不能传导，就热郁了。这种热我叫浊热，"浊"，脏的意思，脏的热，就是一种毒热郁结在肠胃，郁结在了二阳。

比如说糖尿病，有一个肾脏的排糖阈，血糖如果超过120（mg/dl）到160（mg/dl）的话，它的阈就突破了，糖进入血分，就成为高血糖了。但是这种"阈"不是专门对糖尿病说的，它可以对任何事物。体内的细菌超过了"阈"就出现病了；吃多了就吐了。同样，体内结聚的这种浊热，就是一种毒，当热毒在体内过盛的时候，可以溢入血分，热毒灼伤阴血，导致心血不足，心血不足就不能去生脾，脾就不能运化。

我曾经做过一个总结:200个闭经的患者里面有70个有便秘的,可以拿它来证实我们的观点。"二阳之病发心脾",原来古人认为由于心脾影响了二阳,不能运化。我倒过来,认为是二阳的毒热溢入血分引发了心脾的病。所以根在哪儿? 还是二阳,这是一个观点。我用什么药呢? 我主要是用瓜蒌。

来摸摸她的脉。她的脉沉细滑无力,很短。看看舌,好。舌质我来说:舌肥嫩偏厚但是暗而不泽,苔少。看看她原来的方子,如果这样的患者用活血的方法就糟了,她血海没东西呀。

患者:原来的本没带来。

柴老:(对患者说)我要看看你的乳房,看看你的乳房发育没有。(对学生说)她个子不矮,这乳房也就12、13岁孩子的乳房,乳晕没有,发育不行。阴毛有吗?

患者:有,但是不多。

柴老:不多吧! 好,回去把凉的一定要忌了,鸭子要忌。完全是一派的虚寒之象,虚寒至盛。开方子吧。我认为她是什么呢? 说得通俗一点,脾肾不足是肯定的,因为她先天就没有月经,这是理论。如果遇见原来月经都很正常,然后闭经的,有这样的症状也同样可以这么诊断。但她有原发闭经的病史,所以如果作为一个完整的病例再来推敲的时候,应该写上先天不足。她应该是脾肾不足,我觉得还有夹瘀,有瘀血,因为她阳气不够嘛。伸出舌,你们再看看舌象,她的舌是暗的。对她来讲,不考虑什么活血不活血,如果给她活血了,她根本禁不住。她这桥梁还没架好,你拼命用水来冲击她,那她只有塌了。所以对她,现在只有养,养血、补肝、补肾,一点儿都别动,别急于求成。但是别忘了她舌质是嫩的,里面有瘀滞,在这个时候我不逐瘀,不用滋腻的药。如果用了滋腻的药,瘀血不就更加凝结了吗? 急于求成绝对成不了。

(对患者说)最近的子宫、激素都长上来了,这是用药以后出现的,所以过两个月以后还得再查一次激素和B超,等再过两三个月再查一次,来证实她这个子宫确实是长了,而不是激素作用的暂时性结果。所以有的患者她不懂,大夫也不懂,说完了,吃完药怎么还降下去,自己也害怕。不是中药的问题,子宫会这样的。因为它原来太小了,从八点几一下子长到十点几,这不太现实,所以要考虑激素的问题。

开方吧,我得用点儿补药了。(柴老说处方:太子参)这种患者不要大补火,就像咱们的水似的,如果说她水温只是 30℃水,30℃的水是开不了的,所以就先给她温,温养。(柴老说处方)当归,郁金,百合,茯苓,白术,补骨脂,菟丝子,陈皮,冬瓜皮,我为什么这样用?因为她舌质嫩,嫩的本身一个是阳气不足,一是有湿。(柴老说处方)杜仲,月季花,枸杞子,川芎,够了,就这个方得了。川芎,它一个是走血、辛温、走而不守,别忘了它入血海,对于我,用它有两个目的:一个是养她的血,一个是引经下行,引药下行,把药力引到血海。(对患者)吃 20 副吧,完了再过来一趟,我们再看看你的体温有哪些改善。我可说了,记得忌口。走吧。

咱们今天就讨论一下为什么让她忌口。鸭子是个养阴药,她不需要养阴,所以熟地不能用,葛根也不能用。葛根是入督脉的,我的观点,我用葛根的量很少,用 3g 疏解。葛根是个疏散的药,我不喜欢用,在女人身上我不主张多用,因为它疏风解热必定有散性。女人,别忘了阴常不足!阴常不足,所以要保护她的阴。当然内科大夫,用它治疗高血压这是另外一回事,我没有发言权。

我用药的时候,特别注意,尤其对女人的药我用得比较谨慎。尤其是补相火的药,也就是补阳气的药。阳道啊,兴阳道,女人兴不起啊!我 30 年前治过一个小孩,从那儿以后我方子里不用仙灵脾,我怕它,因为我惹祸了。我们科里有个护士曾经介绍一个孩子,15 岁,那是七几年,部队有小兵的时候,她参军了,后来这孩子在部队成天说跟这个战友要结婚,跟那个班长要发喜糖,诊断为青春期的妄想症。这种情况治疗以清热为主,我给她治的挺好。我印象特别深,她开始喜欢爸爸,喜欢弟弟,她不喜欢姥姥,不喜欢她妈,我治到她什么都喜欢了。后来我想这病肯定是雌激素过盛,我用点儿仙灵脾压一压,仙灵脾不是有雄激素样作用嘛,压它一下,我就用了 6g,同事给我抄方,还点了我这个药,我说我想用,回去就完了。一剂药,旧病重发。这个象形的对号用药是不行的!我只用 6g,因为我心里也没有底,我说我压压它,结果她回去吃 1 剂药就坏了,这孩子后来怎么样就不知道了。

这个患者我不让她吃鸭子,因为她舌质淡。你要给她吃,尤其是她子宫根本就没有发育,你可以让她吃母鸡,不过现在咱们不推荐,因为鸡用了激素的问题。还有一个不吃螃蟹,螃蟹是寒性的,她不能再吃这些东西。

原发闭经二

主题词:处方分析

【一般情况】

孙某,女,24岁,原发闭经。2015年1月6日就诊。

刻下症:基础体温单相,纳眠可,二便调,带下无。

舌暗,脉细滑。

辅助检查:

2014年11月18日B超检查示:子宫3.3cm×2.6cm×1.9cm,内膜0.4cm;双侧卵巢隐约可见,左卵巢大小约1.5cm×0.6cm,右卵巢大小1.6cm×0.8cm。

2014年11月18日查女性激素六项:FSH 93.53mIU/ml,LH 30.38mIU/ml,E_2 17pmol/L,T 0.26nmol/L。

处方:

北沙参15g	瞿麦10g	川芎9g	杜仲10g
茜草10g	生甘草5g	双花10g	桃仁10g
川断15g	苏木10g	当归10g	香附10g

30剂,水煎服,日一剂。

【处方分析】

柴老:原发闭经?你是足月产吗?

患者:是。

柴老:你在家里排第几?

患者:我是老大。

柴老:你妈怀你的时候没有病吧?

患者:没有。

柴老:小的时候爱吃什么?

患者:爱吃甜的、酸的、辣的。

柴老:举个例子。

患者:酸辣土豆丝,驴肉火烧,还有特别喜欢吃特别辣的东西,还有甜的,也特别喜欢吃。

柴老:这驴肉不好,应该忌了。你吃的东西都要忌了。

患者:我第一次来的时候您就说了,不让我吃,我就没再碰过了。

柴老:你这是生不了孩子的,所以要很好地对待生活!你已经有男朋友了,别将来自己搞得非常被动。你的子宫太小了,你的子宫三个径线现在加起来是 7.8cm,相当于也就不到 8 岁女孩的子宫。所以你将来怎么办呢?

我在她身上加瞿麦和川芎,我这是什么意思呢? 就是为了促进子宫的生长,看看能不能达到这个目的。瞿麦走下而且散的力量很强,是有破的作用。加川芎走入血海。通过养血来填充血海,必须填! 填本身就是为了增加子宫的活力,增强子宫的功能,增加子宫的生命力。因为这个孩子她太小了,看看能不能有可能。

但是从卵巢早衰的角度来看,她的 FSH(卵泡刺激素)是 93(mIU/ml),基本上相当于已经是 75 岁卵巢的水平了。你们可以举一反三,在同样的一种情况下——不一定是原发闭经,想增加子宫内膜的活跃度,加川芎走下,入血海。瞿麦在除湿药里——比如萆薢、萹蓄、瞿麦,这三个如果让你选的时候,你要选瞿麦,因为瞿麦力量比较强。对她来讲,还要加上杜仲、茜草,都是为了走下。对她而言还要注意,千万不要过用活血药! 因为她的子宫根本没发育,子宫现在相当于是个小肉蛋! 她没有(发育),你再怎么活血也出不来,所以根本不行。你说竭泽而渔,连泽都没有,她竭什么泽啊!

弟子问:北沙参用多少?

柴老:北沙参我过去用过 20g,这次用 15g 吧! 瞿麦 10g,瞿麦也别超过太多;她根本没有过月经,川芎 5g 不够,最少 9g;生甘草 5g;香附 10g。补肾的药,杜仲 10g。下次来不用抽血,做个 B 超,看看子宫大点没有。(问患者)乳房长不长?

患者:长。

柴老:长乳房我有时候加点郁金,加点合欢皮,再加生麦芽。生麦芽是必用的,因为生麦芽对乳房的作用是非常好的,它又没有增加泌乳素的作用,治疗乳房病的时候常用。假如她乳腺有结节,同时发育也不良,就不能光用这一种药了,要用散结的药,比如用桔梗、丝瓜络加上生麦芽。